可摘义齿
临床指南

Removable Prosthodontics
at a Glance

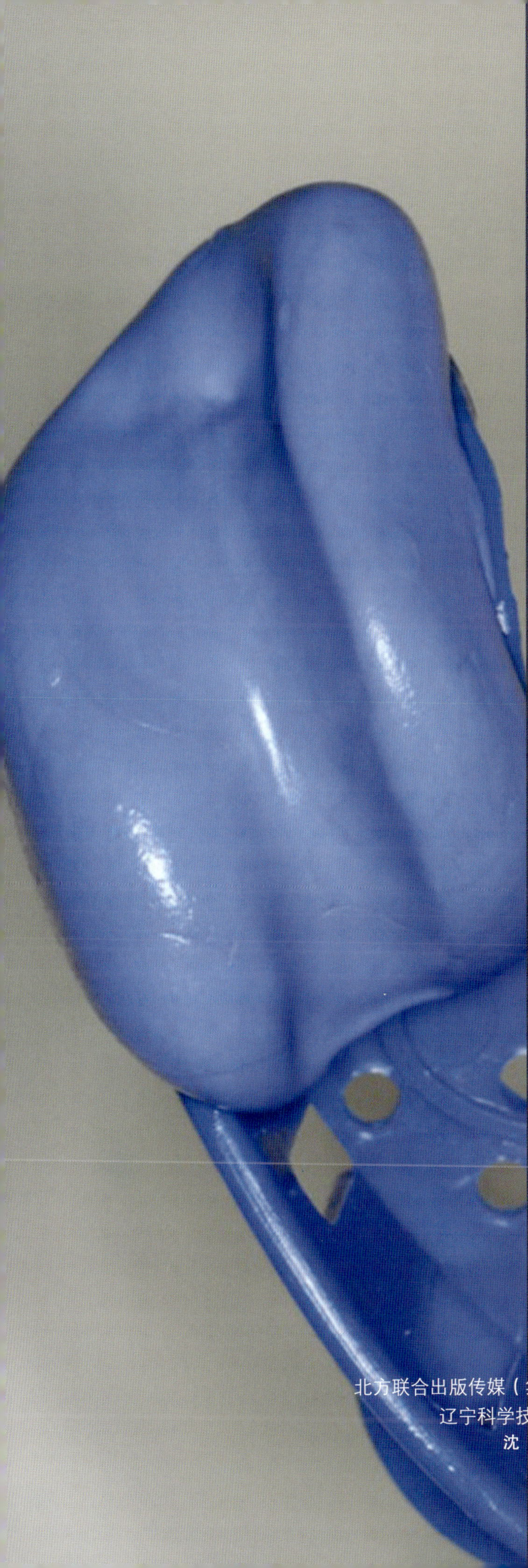

可摘义齿
临床指南

Removable Prosthodontics at a Glance

（英）詹姆斯·菲尔德（James Field）
（英）克莱尔·斯托里（Claire Storey） 主编

周 炜 主译

北方联合出版传媒（集团）股份有限公司
辽宁科学技术出版社
沈 阳

图文编辑

刘　菲　刘　娜　康　鹤　肖　艳　王静雅　纪凤薇　刘玉卿　张　浩　曹　勇

Title: Removable Prosthodontics at a Glance
By James Field, Claire Storey, ISBN: 9781119510741

图书在版编目（CIP）数据

可摘义齿临床指南 /（英）詹姆斯・菲尔德（James Field），（英）克莱尔・斯托里（Claire Storey）主编；周炜主译. —沈阳：辽宁科学技术出版社，2022.1
ISBN 978-7-5591-2139-4

Ⅰ. ①可… Ⅱ. ①詹… ②克… ③周… Ⅲ. ①义齿学—指南 Ⅳ. ①R783.6-62

中国版本图书馆CIP数据核字（2021）第138107号

出版发行：辽宁科学技术出版社
（地址：沈阳市和平区十一纬路25号　邮编：110003）
印 刷 者：凸版艺彩（东莞）印刷有限公司
经 销 者：各地新华书店
幅面尺寸：210mm × 285mm
印　　张：7.5
插　　页：4
字　　数：150 千字
出版时间：2022 年 1 月第 1 版
印刷时间：2022 年 1 月第 1 次印刷
策划编辑：陈　刚
责任编辑：殷　欣　苏　阳　金　烁
封面设计：袁　舒
版式设计：袁　舒
责任校对：李　霞

书　　号：ISBN 978-7-5591-2139-4
定　　价：128.00 元

投稿热线：024-23280336
邮购热线：024-23280336
E-mail:cyclonechen@126.com
http://www.lnkj.com.cn

译者名单 Translators

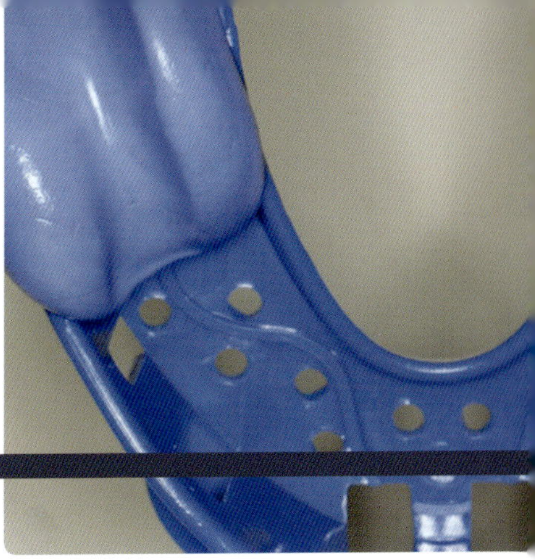

主译

周　炜　博士　空军军医大学（原第四军医大学）口腔医院修复科

译者

韩　春　博士　陕西省西安市向阳花齿科

宋　文　博士　空军军医大学（原第四军医大学）口腔医院修复科

李　征　硕士　新疆医科大学第一附属医院口腔修复种植科

贾永娜　硕士　空军军医大学（原第四军医大学）口腔医院修复科

胡蓓蓓　硕士　陕西省安康市中医医院口腔病院

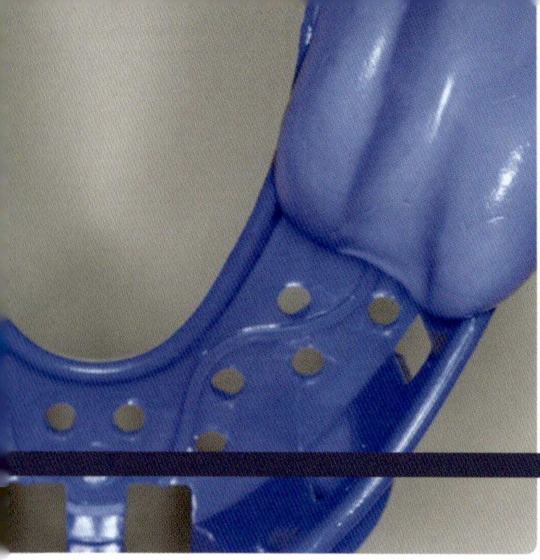

中文版序言 Foreword

随着我国国民口腔健康理念的增强和医疗整体水平的提升，国人的缺牙状况出现了一些变化：首先是群体缺牙数量开始呈下降趋势，其次是缺牙的修复率出现了上升趋势，特别是种植义齿、冠、桥等固定修复体的比率明显提升，这是一个可喜的变化。在这种形势下，我们应该清醒地看到可摘义齿（含全口义齿）作为一种常用的缺牙修复方式，不仅在现在，而且在未来的很长时期内都将存在。对那些不适于进行固定修复的病例、不能进行种植修复的病例以及处于过渡期的病例，可摘义齿仍然是有效的修复方式，发挥着不可替代的作用。因而，可摘义齿并没有过时，口腔修复医生仍需要认真学习和熟练掌握可摘义齿的修复技术。

可摘义齿具有适应证广泛、设计方式灵活多样、可以修改和增补、可以制作预成修复体等诸多优点，因此，其具有广泛的应用范围。一些医生对可摘义齿有误解，认为可摘义齿的设计和制作随意性大，无须严格的临床规范和要求，从而不重视可摘义齿知识和技术的学习，使得可摘义齿修复质量不高、修复效果较差。加强可摘义齿理论知识的学习，进行规范化技术训练是提升我国可摘义齿修复水平的重要环节。作者在长期的医疗实践中，系统地掌握了可摘义齿知识和技术要点，写下这本《可摘义齿临床指南》，形象地说，更像是一本可摘义齿的“快餐”书。作者用简洁的语言和图例，直述最基本、最重要的临床知识和技能，使读者能在很短时间内掌握。对青年医生来说，无疑是雪中送炭式的帮助。开卷，可收益；掩卷，有成长。当然，对于一位优秀的修复医生，仅仅掌握这些是不够的，还需要学习和掌握更为丰富、更为深入的可摘义齿知识和技术。

本书译者周炜是一位优秀的修复学医生和教师，有着丰富的临床和教学经验。帮助更多的青年医生较快地提升可摘义齿的修复水平是他的愿望，把这本书介绍给中国医生就是他实现愿望的一个行动。感谢他的辛勤劳动，为大家奉上这份“快餐”，希望他的愿望能够早日实现。

赵铱民

2021年7月30日

中文版前言 Preface

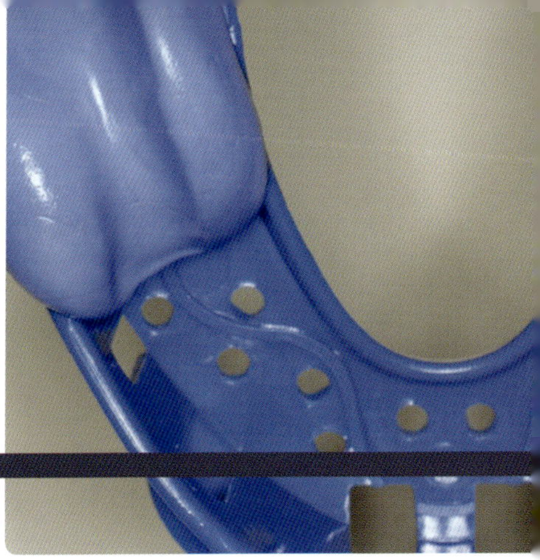

种植和美学修复是近几年很热门的领域，有部分年轻医生开始放弃可摘义齿。如果患者不符合种植或固定修复就不给予修复治疗。其实任何修复技术都有相应的边界，对于发展不平衡、慢慢步入老龄化社会的中国，可摘义齿会在很久的时间内，一直作为一种不可或缺的修复方式。

对于可摘义齿的态度，很多医生一直以来都觉得其毫无新意、门槛很低、收费不高。但是扪心自问，有几个医生是极其认真地把可摘义齿做好？在刚开始翻译这本书的时候，我以为，这不过是一本内容丰富的可摘义齿修复大全，可以为大多数缺乏这方面知识的医生提供一个参考。可是，随着翻译工作的不断深入，加上赵铱民教授和张玉梅教授的修改建议及忠告，我辗转思考可摘义齿真的那么简单吗？为什么我很难用直白的语言去准确地表述可摘义齿的一切。我认为，这不是语言的限制，而是语言背后欠缺深度的思考。对于可摘义齿，本身自己的理解就是不够深刻的。

于是，我找了不同的医生去通读、标注，希望通过这样的方式，来尽量减少由于翻译问题可能给读者带来的理解上的困扰，让更多的医生理解和接纳可摘义齿修复本身。

引领潮流的技术热点总会出现很多所谓的“内卷”，部分医生宁愿花大量的时间和精力去琢磨、拍摄大量的照片，也不愿意下功夫去为一位老年患者做一副好用的可摘义齿。医学技术本身的价值不仅是锦上添花，更多的是去帮助有需要的患者。

随着社会的发展，美学、种植、正畸的繁荣是必然的。但是，我国已经进入老龄化社会，有太多的老年患者需要去帮助，而可摘义齿就是那块永远无法缺失的拼板。希望更多的医生去学习全面的修复技术，去掌握更精深的可摘义齿修复技术，帮助更多有需要的患者。

本书最大的特点在于全面、具体。对于临床中所有可能涉及的可摘义齿知识，都进行了讲解，并结合每章一图的形式，对可摘义齿修复涉及的问题进行了形象的介绍。全面却不肤浅，所有的关键问题都有涉及，并提供了进一步学习的资源，满足不同层次医生的需求。“全而专”应该是大多数口腔医生的核心竞争力，在日常的门诊工作中，“拔、补、镶、矫”都会有遇见，而可摘义齿确实是目前很多医生不愿涉猎的短板，希望这本书可以帮助到更多的医生。

在整个翻译过程中，得到了很多人的帮助，特别要感谢修复科张玉梅教授对稿件的审校，感谢我的导师赵铱民教授百忙之中为该书作序，以及和另一位导师宋应亮教授对我的教导和帮助，同时感谢我的学生们对本书翻译做出的贡献，并特别感谢辽宁科学技术出版社陈刚和杨晓宇两位老师对本书出版的支持。本书的出版也离不开我的妻子和孩子们的鼓励。由于本人能力有限，书中难免存在疏漏，敬请批评和指正。

2020年7月30日

西安

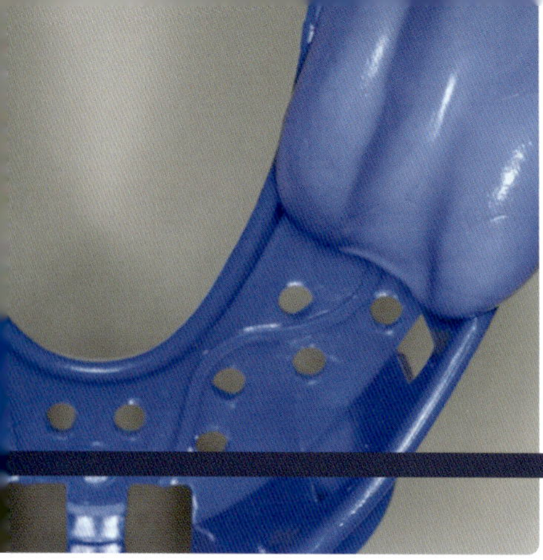

网络内容 Companion Website

- 每章一套测试题
- 评估表

密码：ridge

www.wiley.com/go/field/removable

★有任何疑问可添加微信号：LK-717 咨询

目录 Contents

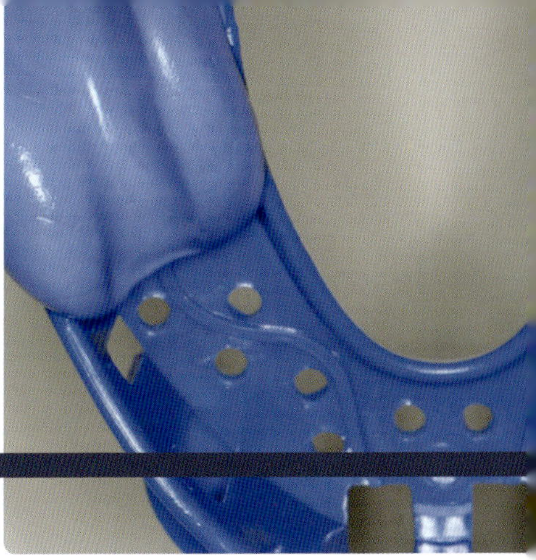

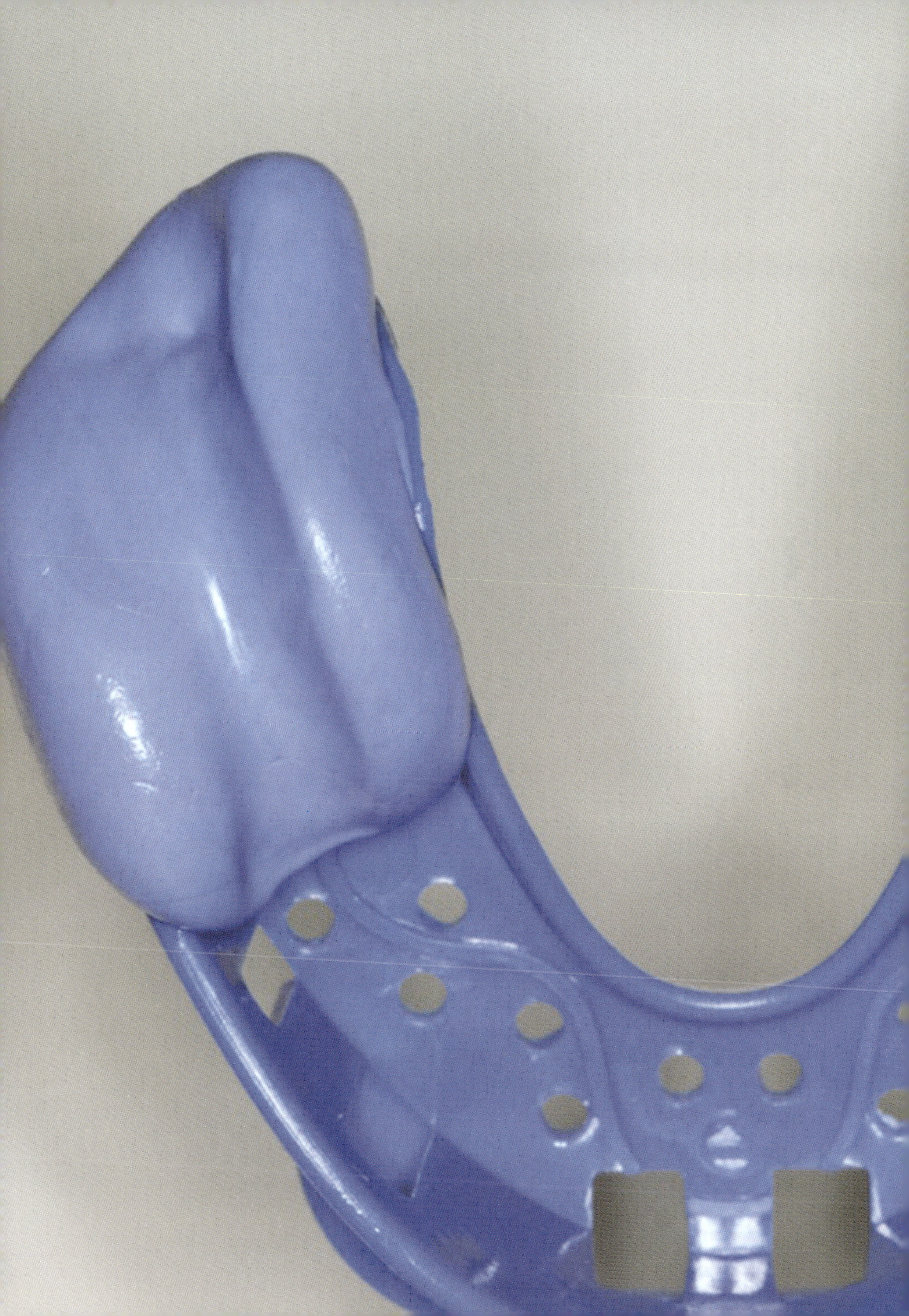

第1章 介绍

Introduction

James Field

图1　评估流程

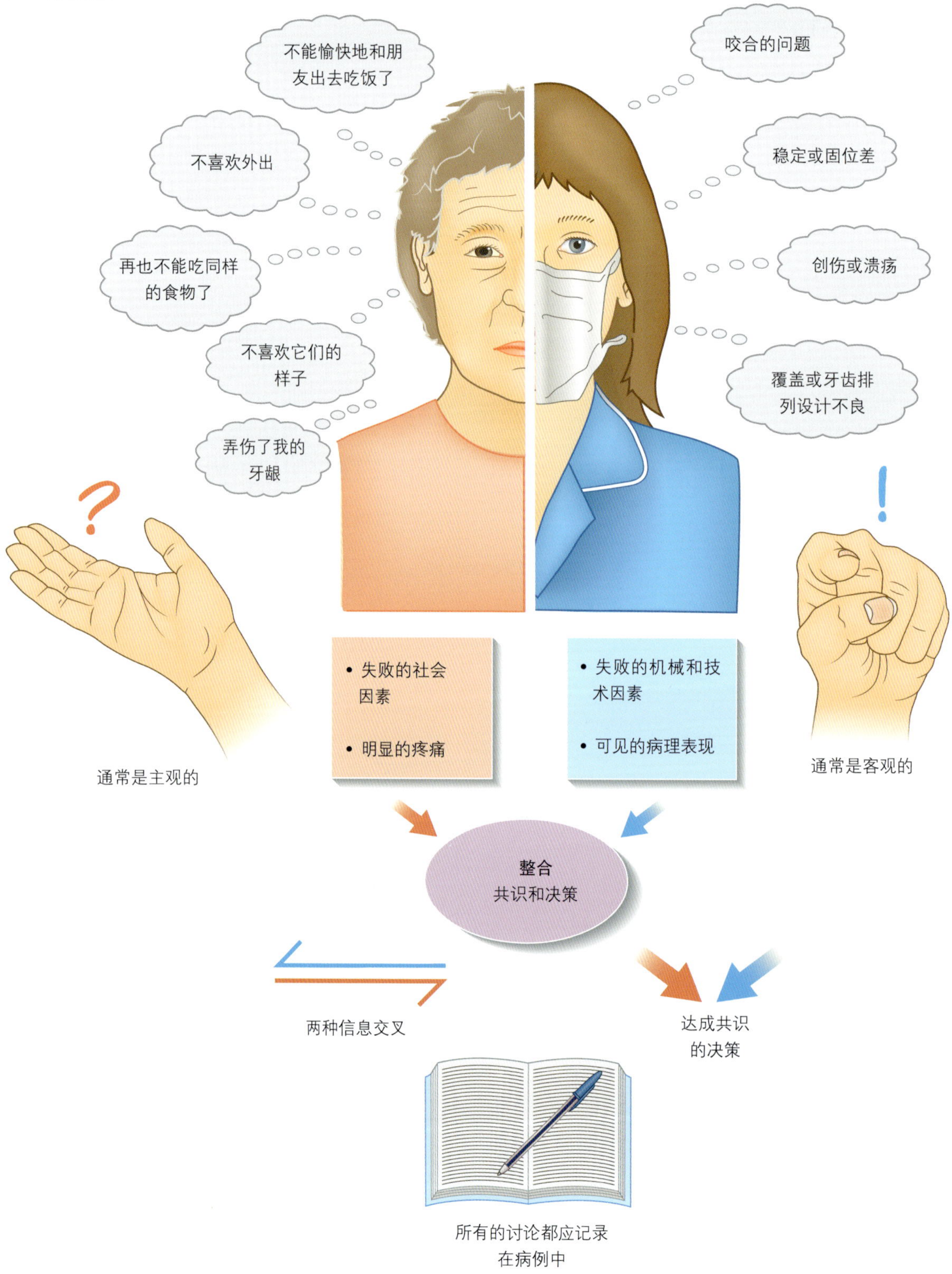

可摘义齿作为牙列缺损的一种修复方式，医生们往往对它又爱又恨。希望在本书的指导下，会有更多的医生选择可摘义齿修复。也能喜欢上它。像大多数需要医生操作的治疗一样，成功的治疗取决于：

- 医生的临床技术。
- 临床病例的难度。
- 患者的看法、想法和预期。

制作让患者满意的义齿是有难度的，有很多原因会导致患者对修复结果不满意。其中，很多与患者的社会活动有关，在与他人交流活动中，尤其是在吃饭和说话时更明显。常见原因包括：

- 不能接受美学效果。
- 无法正确咀嚼食物。
- 同样的食物不能像以前那样享用。
- 发音的问题。
- 不适或持续疼痛。
- 时间和成本的不匹配。

虽然有各种各样的问题，但仔细研究都有一个共同的原因贯穿其中——缺乏沟通以及对患者期望的不适当的评估。因此，制作满意的可摘义齿最重要的是沟通。

沟通与期望

有效的沟通需要花费时间，评估流程见图1。作为临床医生，往往寻找机械层面的原因去解释为什么患者现有的义齿出现各种问题——动度过大、创伤或溃疡、固位差或不良基托范围。在这些原因的基础上，往往会同意做一副新的义齿，但事实上，患者承受的不仅仅与这些机械和物理性能有关。至关重要的是，需要以“患者需求驱动”来提供治疗。这意味着患者要能理解并接受拟行的治疗方案的临床基本原理，包括风险和收益。同样，也需要了解患者想做义齿的理由，如果给足够的时间，这些要求很可能会得到满足。

通常，可摘义齿的制作是从给患者取初模开始的。现在试着打破这个习惯，从以下简单操作开始：

1. 留至少5分钟时间与患者交流。
2. 坐在患者面前，不要手里拿着托盘站在患者面前！
3. 请患者解释为什么想要做义齿，他们做义齿的目的是什么？

最重要的是，要让患者感受到他们可以自由自在、舒适地交谈牙齿缺失这件事，不能让他们感觉医生很匆忙，或者让他们觉得医生没有积极倾听他们的需要。分析询问是这个过程中非常重要的一部分，它会决定接下来的治疗选择。如果患者有一副旧的义齿，一定要问他，希望新的义齿能改变什么、想要改变什么？

在这个早期阶段，如果觉得患者的期望不现实，就要开始改变他们的期望。这样比后期在试戴义齿的时候去试图降低患者的期望值要更好。

这个阶段也是对后续治疗效果提出真实看法的一个好时机。要谨慎，即使发现旧义齿重大的技术缺陷，也不能告诉患者新做的义齿肯定会比旧义齿好。相反，以下这些建议对医生是有益处的：

- 反复问为什么患者想要做新的义齿。
- 描述、记录任何可以改进的技术参数。
- 估计患者需要的复诊次数，包括预约回访、复查的次数。
- 阐释这样一个事实：即使新的义齿在技术上更进一步，但它仍然需要一段适应的时间（长达6个月，在某些情况下甚至更长）才能达到最佳的效果。
- 通常需要一段时间的磨合，即使义齿看起来功能舒适，患者也要慢慢地适应他们的新义齿——这一点对全口义齿患者是至关重要的。

临床过程

沟通完成后，制作可摘义齿流程相对更容易掌握，有很多简单的方法能得到很好的结果。这些方法通常很简单，不需要昂贵的材料或设备，就能取得很不错的效果。总的来说，技术上的成功是对细节的关注，以及知道哪些材料在手中最好用。

本书目的是为如何在每一个临床阶段都能达到最理想的效果提供建议。建议是基于数十年的本科与研究生水平的综合教育经验和各种各样病例的常规治疗。如果想阅读更多关于技术阶段的内容或更好地理解可摘义齿的理论基础，本书为每一章提供了推荐的阅读材料。

在教学上，当教学生在临床上使用新材料时，使用“修补式”的方法进行尝试，如果已经使用了本书中的材料一段时间，那么请掌握其中的内容，然后开始尝试吧。

第2章

可摘义齿的功能

The function of removable prostheses

James Field

图2　可摘义齿的功能

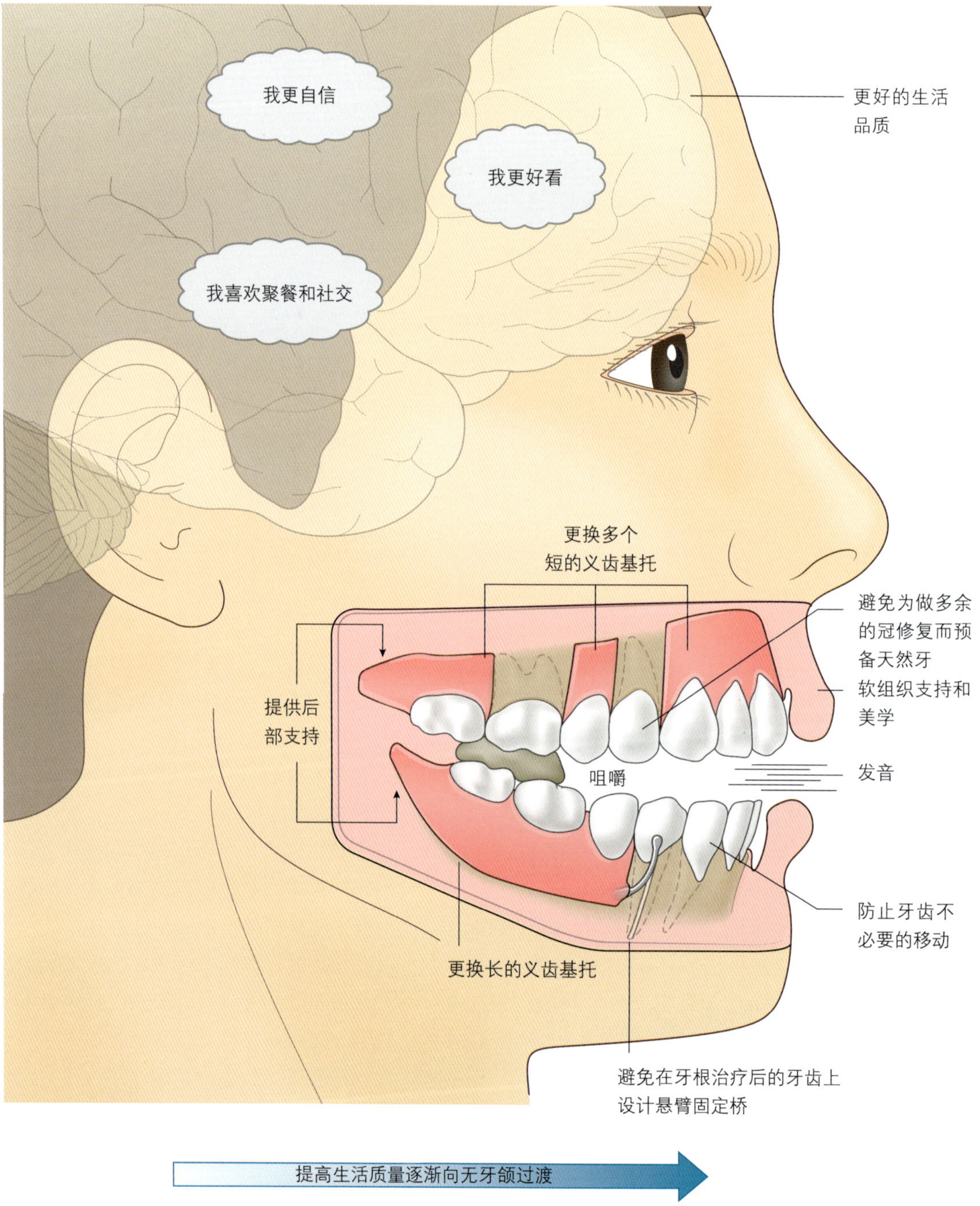

• 局部义齿可以帮助患者适应延伸更大或更完整的义齿

功能

人们通常认为义齿的功能只和咀嚼相关，但可摘义齿还发挥着其他各种功能。作为医生，常常擅长于认识制作义齿的技术因素，而忽视了从患者角度出发的社会因素。

值得注意的是，义齿必须具有患者所希望满足的功能。如果制作的义齿有明确临床意义，但这个意义对于患者来说并不明显，那么就要花费大量的时间去解释义齿如何能帮助到患者。除非患者理解并相信它们的制作意义，否则不太可能经常佩戴。

换句话说，患者为了达到预期的效果而愿意去承受什么是值得注意的。比如患者可能会为了正常地社交而愿意佩戴义齿，尽管义齿佩戴很痛苦，但当他们独自一人回到房间的时候，就会摘下义齿，特别是独居的人。这可能和扔掉一双磨过脚但看起来很好的鞋子没什么区别。另外，许多独居患者为了吃饭也会把义齿拿下来，所以不要总以为精心制作的义齿仅仅是用来帮助患者咀嚼。

还需要记住，虽然修复患者全部缺失的牙齿不一定是完全必要的，但是为了最大限度地提高义齿的稳定和固位，将义齿基托延伸到整个义齿承托区域仍然是至关重要的，这将在后续章节中进一步讨论。

可摘义齿的出现主要针对解决以下几个临床问题（图2）：

- 恢复咀嚼功能。
- 恢复美观。
- 恢复发音。
- 恢复组织，提供组织支持。
- 逐步适应向无牙颌过程的转变。

可摘义齿的临床作用：

- 修复长的缺牙区。
- 修复多个短的缺牙区。
- 提供后牙稳定，改善咬合力的均匀分布。
- 防止天然牙不正常移动。
- 恢复垂直高度。
- 改善功能性前伸引导。
- 明确诊断修复义齿间的缺牙间隙。
- 避免在固定修复中预备基牙。
- 避免在根管治疗过的牙齿上制作悬臂卡环。
- 种植体植入前的辅助计划和诊断。

同样重要的是，患者可能会要求做可摘义齿，为了：

- 改善美观。
- 恢复社交自信。
- 改善他们的咀嚼体验。

恢复 vs 改善

值得注意的是，大多数临床基本原理是基于恢复或康复，而患者的要求往往是以提高改善为目的。当协商知情同意时，二者的微妙之处容易被忽略，纠正技术缺陷和恢复临床功能并不一定会让患者感到满意。同样，在治疗的每个阶段，降低患者的期望值是至关重要的。

生活质量

当作者还是一名本科生时，珍妮丝·艾利斯（纽卡斯尔大学）教授问：“是宁愿失去一条腿，然后换一个假肢，还是宁愿失去全部牙齿，戴上义齿？”在当时，这似乎是一个荒谬的比较。实际上，作为临床医生，确实对看到的无牙颌患者或还剩部分牙齿的患者都变得麻木了。这个底线取决于是否真的同情患者。每天接诊那些棘手的无牙颌患者，即使不能完全同情他们，也能相对容易地理解他们。然而，如果很少与戴义齿的人交谈，那么就有可能忘记艾利斯教授所说的“牙缺失困境”。她重申了“为什么要花时间倾听患者想要什么”是很重要的，而且他们会很乐意告诉医生。

可摘义齿的缺点

义齿制作最容易被忽视的一个方面是对软硬组织潜在的负面影响，这主要与局部义齿的使用有关。这也是义齿制作计划过程的一部分（通过签署知情同意），患者应该了解并接受义齿的优缺点。不要因为患者已经戴上义齿就认为没有必要重申潜在的风险。

虽然佩戴义齿对牙周病的影响还没有定论，但有明确的证据表明，佩戴局部义齿的患者会增加牙菌斑积聚、牙龈炎和根面龋的可能性。多项科学研究显示，在佩戴义齿时，减少对口腔软硬组织损害的关键是要保持良好的口腔卫生，并定期接受检查和坚持维护，这是医生与患者共同的责任。也就是说，患者必须理解这一点，并且要把与患者讨论的内容记录在病历中。

第3章

稳定和固位

Stability and retention

James Field

图3　稳定和固位

稳定

- 义齿完全就位时，抵抗水平移位和旋转

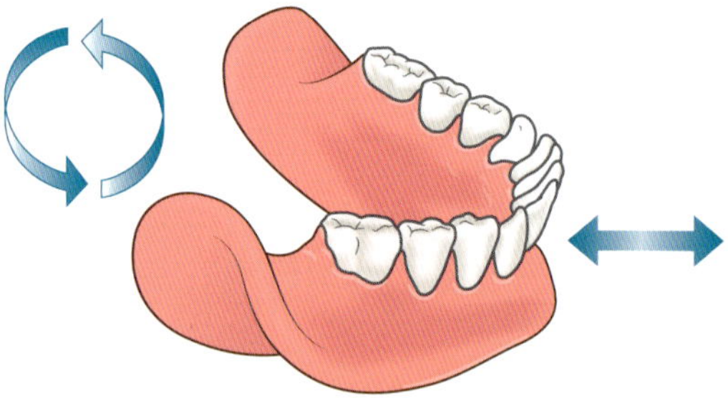

固位

- 义齿完全就位后，抵抗轴向的移位

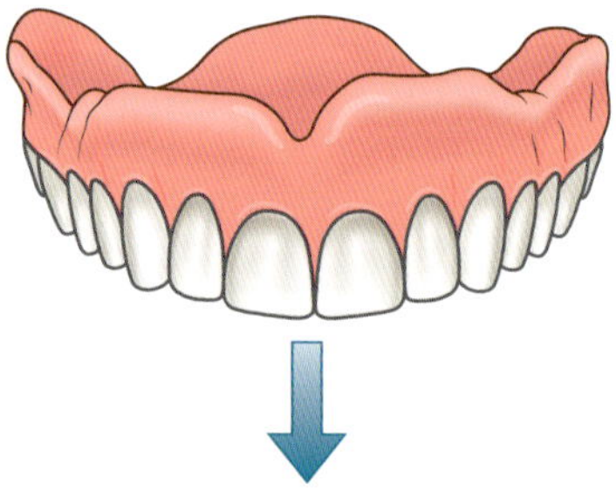

通过以下方法增强稳定：
- 覆盖全口义齿承托区
- 重视中性区
- 保证全部功能性边缘的扩展范围
- 利用软硬组织支撑

通过以下方法增强固位：
- 覆盖全口义齿承托区
- 建立完整的边缘封闭区
- 利用义齿边缘延伸区域固位（局部）
- 使用精密附件

基托延伸

- 全口义齿承托区的参与可以改善骨支撑，提高稳定

较差的延伸

较小的表面接触区减少了内聚力和附着力，降低了固位

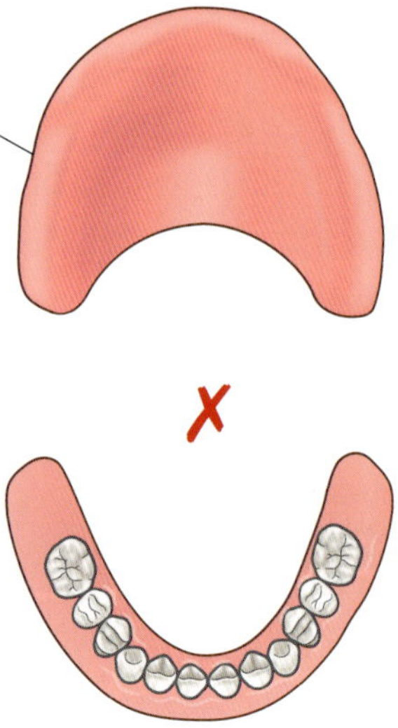

最佳的延伸

后部较低处的延伸可以显著改善前后的稳定

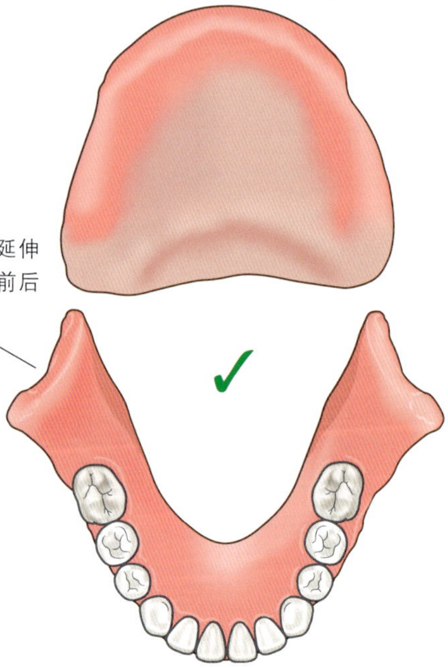

稳定和固位是可摘义齿的基本原则，固位和稳定通常会影响患者的体验（图3）。

稳定

稳定是指义齿对抗水平移位与转动的力。在全口义齿或戴大面积基托，这通常取决于牙槽嵴的形态和基础解剖结构；主要是根据牙槽嵴的横截面形态，以及在发生形变及移位之前能提供多少骨支撑来评估。

经常会注意到牙槽嵴上存在部分纤维组织，它们在触诊和负载时有移位的趋势，这些通常被称为“松软牙槽嵴”，但这种描述并没有很好地被患者接受。纤维成分可以影响整个牙槽嵴，或仅影响嵴顶部分，与义齿相关的解剖因素将在第17章中详细讨论。

当考虑较短或者有边界的牙槽嵴时，稳定的因素来自义齿基托（丙烯酸树脂或钴铬合金）与硬组织的接触方式以及倒凹的深度。它很大程度上是由就位方向决定，将在第32章进一步讨论。在一定程度上，义齿的稳定取决于邻近天然牙如何有效地提供侧向力支持，它被称为“支持力”。如果基牙的骨支撑不足，基牙也会发生病变，造成义齿不稳定。这将引起进一步的损伤，有可能会造成继发性咬合创伤，这方面将在本书后面“局部义齿设计”中进一步讨论。

固位

固位是指义齿能承受垂直向力，而不发生脱落的能力。这通常取决于义齿的覆盖范围（利用黏附力和附着力）以及是否能够实现边缘封闭。虽然义齿就位时可能是稳定的，但在评估固位时义齿的延伸也很重要。当考虑可摘局部义齿和种植覆盖义齿时，固位成为一个更加重要的概念，通过直接使用卡环及固位基台。种植覆盖义齿等将在第41章进一步讨论。

稳定和固位

作者常常被问到一副义齿是否可以同时满足固位和稳定。简单的回答，这是肯定可以的。确保义齿的稳定和固位在技术上的挑战关键在于，义齿覆盖了全口的主承托区及在前庭沟边缘封闭区的功能运动。

本书将在稍后重新讨论上颌与下颌义齿承托区（DBA）的完整解剖，还包括一些重要的涉及稳定的解剖学和功能因素：

- 缺牙牙槽嵴和上腭的形态。
- 牙槽嵴提供支撑的程度。
- 磨光面相对于中性区的位置（第24章）。
- 上颌结节被完全覆盖的程度。
- 远中舌侧解剖区域覆盖的程度。

患者通过学习改善肌张力、对舌体的控制以及咀嚼习惯来提升义齿的稳定。而无牙颌患者通常有一个习惯，用舌背托住义齿以提高义齿固位，这似乎是一个适合患者的特殊技能。

与固位相关的重要解剖区域包括：

- 全覆盖义齿承托区。
- 建立一个合适的边缘封闭区。
    - 充分覆盖上颌结节
    - 充分覆盖舌侧解剖区
    - 是否颊肌与磨牙后垫有直接连接
- 确保义齿充分延伸，而不是过度延伸。

虽然义齿承托区及其延伸性是非常重要的，但牙齿的位置也是至关重要的，特别是涉及下颌全口义齿切牙的唇舌向位置，“中性区”的概念特别重要，将在第24章讨论。除了中性区和印模记录外，还有其他修复技术可以用来挑战及克服松软牙槽嵴，如：

- RPI设计原理。
- 模型修正技术。
- 各种功能性和非功能性印模技术。

这些将在本书后续章节进一步讨论。

咽反射

这部分在第46章有更详细的讨论。然而，值得一提的是，在早期绝大多数出现咽反射的患者是由义齿移位或者缺乏固位导致的，虽然他们目前的义齿可能是稳定和有固位的。但作者认为，大多数情况并非如此。重要的是要花时间向患者解释，如果一开始义齿就具有固位和稳定，那是最好，还可以作为一个工具预测是否可以去克服咽反射。在那些为了克服心理社会问题而需要进行咨询的患者中，能良好地去适应义齿是一个必要的开始。

第4章 全口义齿患者的评估

Patient assessment for complete dentures

James Field

图4　无牙颌患者的评估

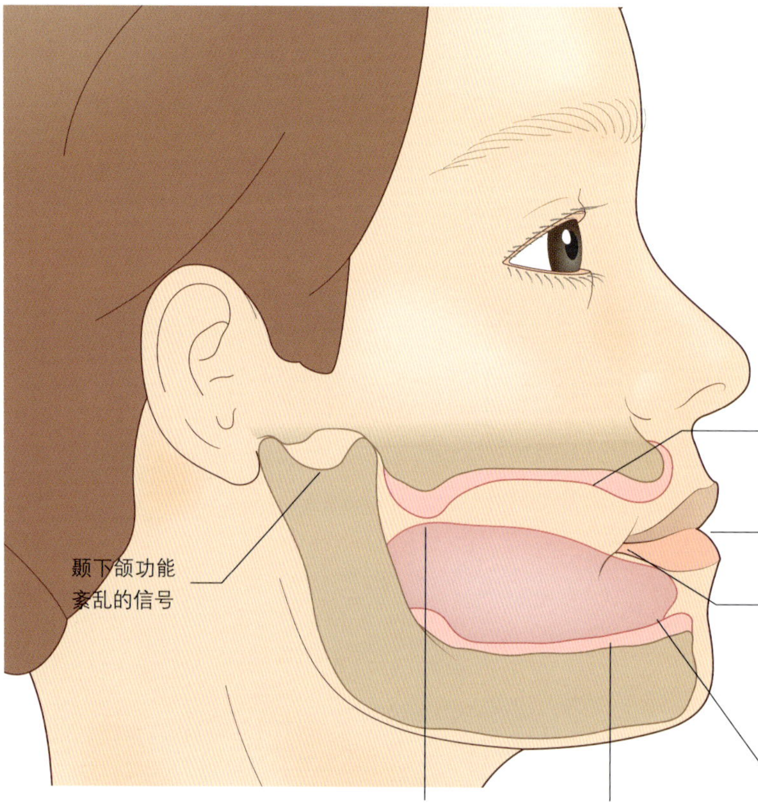

请参阅“附录1：全口义齿评估表”

无牙槽嵴的评估

这里以上颌弓为例

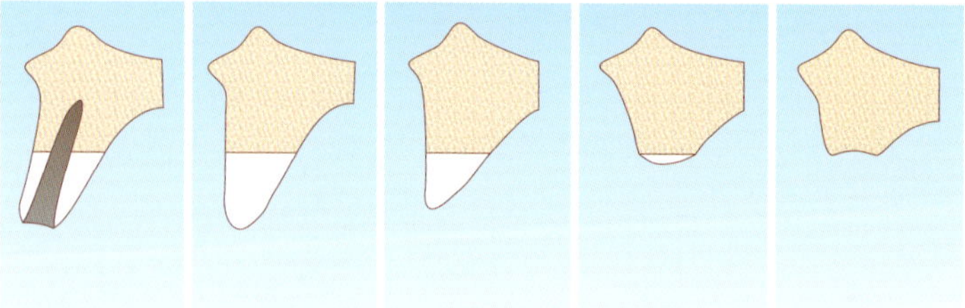

可以说，对患者进行评估是最重要的因素之一，也就是要花时间了解患者想要什么以及原因是什么。这可以帮助判断修复成功的可能性，有许多风险因素会影响修复的成功，这些应在治疗开始之前进行讨论并记录。以下列出了的大部分相关因素，主要是重点问题，请务必阅读“推荐和补充阅读”的部分，这些部分涉及其他学术文章的详细信息，而这些信息对一些概念进行了更详细的探讨。请参阅“附录1：全口义齿评估表”。

患者的主诉和治疗的基本问题

- 为什么患者需要新的或改善的义齿。
- 咀嚼和发音存在问题吗？
- 义齿会引起疼痛和咽反射吗？
- 如果义齿会引起疼痛和咽反射，是戴上立刻就引起吗？
- 义齿的外观是否令人满意？
- 这些问题最近有没有变得更糟？

口腔修复治疗史

- 患者现阶段佩戴的义齿是什么类型？
- 这副义齿做了多久，在哪儿做的？
- 患者缺牙多长时间？
- 患者曾经戴过多少副义齿？
- 患者是否愿意参加必要的回访（包括复查）？

临床检查

在考虑使用可摘全口义齿之前，对患者进行一次完整的、全面的口外和口内评估是很重要的。可以考量以下几个方面（图4）。

- 口内检查。整副义齿承托区的解剖结构能轻易触诊到吗？目前的义齿是否容易从口内戴入和取出？
- 舌体。它是否占据了正常的空间，或者它是否向外扩展？患者是否有使用舌体向后托住义齿的习惯？
- 咽反射。能否在不引起咽反射的情况下触碰整副义齿承托区？如果不能，触发咽反射的区域在哪？这些大部分位于舌背和后腭部。
- 溃疡。是否有溃疡的迹象？是否与义齿的延伸有关？
- 颞下颌关节紊乱。目前是否有肌肉疼痛和颞下颌关节紊乱的症状？
- 念珠菌病和口角炎。义齿使用多久了？患者目前的口腔卫生状况如何？患者是否过度劳累？是否存在全天大量碳水化合物摄入、营养不良或口腔干燥？
- 口腔干燥。患者会抱怨口腔干燥吗？这是药物诱导的吗？可以使用加拉科姆（Challacombe）表对口腔干燥进行一个分级。
- 明显的倒凹区。它如果存在，是否会影响义齿的延伸和就位道？
- 保留的牙根。它可以作为覆盖义齿基牙吗？
- 特别是对存在风险的患者，任何可疑病变应在治疗的同时进行检查和测量。

牙槽嵴的评估

临床触诊对于充分评估牙槽嵴十分重要，这包括牙槽嵴形状（图4）（形态良好的、萎缩的、丰满的、扁平的、刀刃状的、松软的、倒凹）以及系带附着到嵴顶的距离。

现有义齿的评估

应依次评估义齿的稳定（对抗水平移位和转动的力量）和固位（对抗垂直移位），满足其中一项比义齿同时满足稳定及固位更容易。上颌义齿在患者面前戴入，稳定磨牙区的同时，沿水平面旋转。它可以垂直向地活动，以确保患者没有用舌体将义齿固定在合适的位置上，用来评估固位。下颌就位时也应该在患者面前，最好让患者保持坐姿。稳定可以通过以上方法来评估，也可以前后方向评估，通过将拇指放于前牙之间夹住下前牙，并唇舌向移动义齿。

义齿的延伸应该考虑到唇、颊与后部，还应该覆盖上颌结节和向远中舌侧延伸。义齿承托区解剖将在第10章讨论，重要的是要系统地评估延伸，以寻找延伸不足或过度延伸。对于下颌来说，直视是可能的；但对于上颌来说，直视有难度。如果义齿在某个区域延展过长，可以用硅橡胶或藻酸盐来评估义齿的延伸。

从唇部美学层面来说，应注意切平面和颊侧空间。本书将在第20章进一步讨论这些问题。

最后关于咬合问题，重要的是要注意牙尖交错位是否稳定，有无不平衡的咬合接触，牙尖交错位是否与肌力闭合道一致，如果不一致，那么滑动的特点是什么？最后，应该评估义齿之间的息止𬌗间隙，在这个阶段可以通过听可用的发音空间来预估。如果息止𬌗间隙是有限的，发“s”音会听起来尖锐而像口哨；如果息止𬌗间隙过大，则会发出空洞或不清楚的“s”音。

总之，可以通过一个合理的预期（和原因）来做出诊断，并结合患者的期望，通过一种知情同意的方式来讨论。一个治疗计划的制订应该与组织面、咬合面、美学（磨光面）相关。

第5章

剩余牙槽嵴的概述

Edentulous ridge presentations

James Field

图5　剩余牙槽嵴的概述

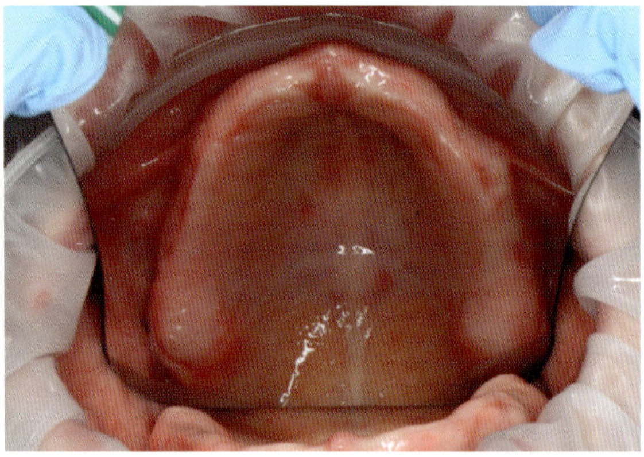

1

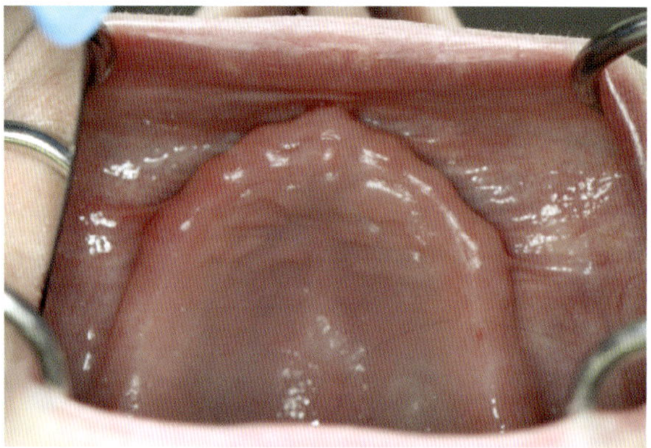

2

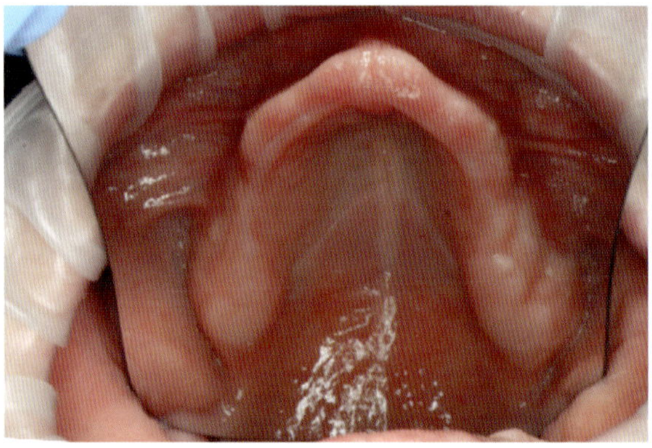

3

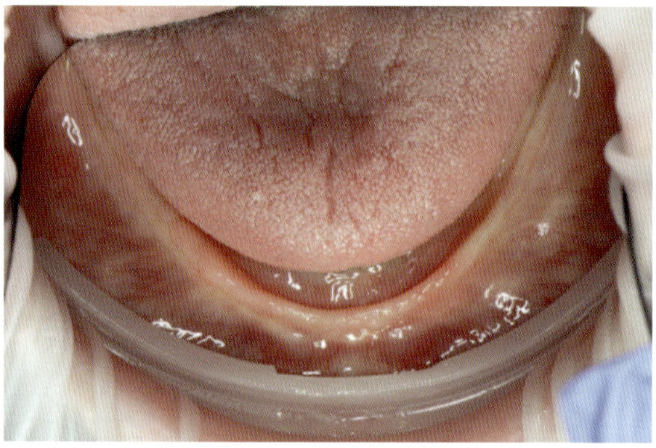

4

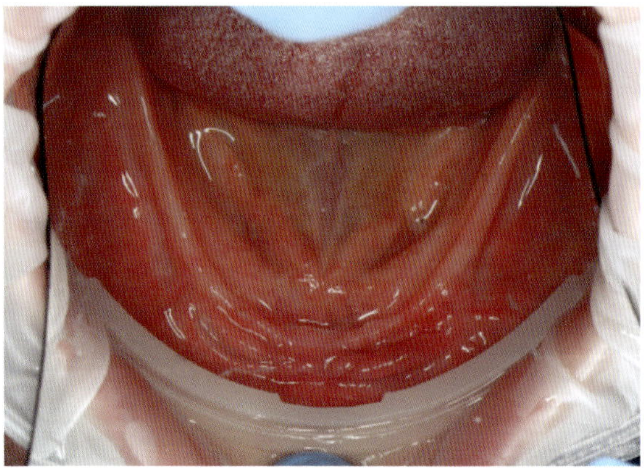

5

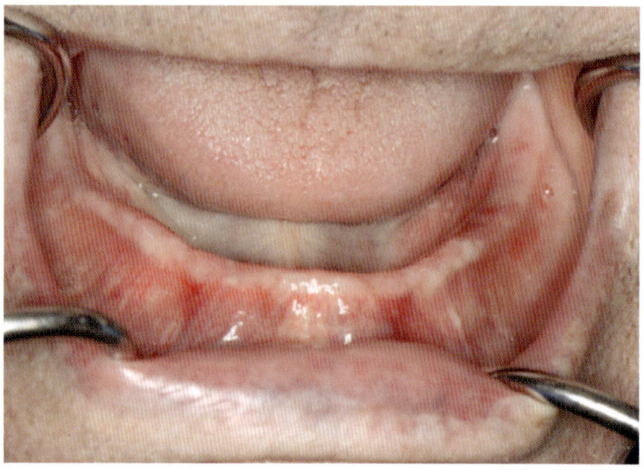

6

图5展示了一系列牙齿缺失后牙槽嵴的外形，图中牙槽嵴的展示并非是多余的，在设计可摘义齿时，每张图都提供了一个思考点。

上颌牙槽嵴

图5①

口内就位方向良好，可触及义齿承托区（DBA），无疼痛或咽反射。口腔黏膜湿润，临床无口腔干燥迹象，牙槽嵴形态高而丰满，被划分为第Ⅲ类（Cawood 和 Howell）。最近拔除了左上第二前磨牙残根，牙槽嵴顶位置塌陷。突出的切牙乳头是红斑样的，这就提示可能在此处需要一定程度的缓冲，以防止反复创伤。左侧颊侧有一个轻微的缺损延伸至牙槽嵴上，这里的肌肉附着至前庭沟的底部。可以看到现有义齿的后部距腭窝至少10mm。还可以看到义齿基托在右侧结节周围覆盖程度有限，通过工作印模边缘整塑加以改善，以确保完整解剖结构的覆盖。

图5②

口内就位方向略有限制，整个承托区触诊时无疼痛或咽反射，黏膜看起来有光泽并且干燥，临床上有口腔干燥的现象，口镜可粘在黏膜上，食物残渣堆积在义齿边缘。有必要为患者考虑唾液替代品，以促进有效的黏附和吸附力，以及边缘封闭。牙槽嵴轮廓清晰，呈圆形（第Ⅲ类），前庭沟的深度明显减少。上腭较浅且较宽，上腭较浅意味着义齿稳定不足。肌肉附着可能出现的另一个极端现象是，肌肉附着直接插入到牙槽嵴顶。将要面临的挑战就是，在不影响边缘封闭的情况下，确保义齿能够稳定。牙槽嵴前部的唇侧区域存在明显的倒凹，在评估阶段要考虑是否可能存在一条清晰的就位道，或者恒基托是否需要用软衬材料进行修改，使牙槽嵴能自动吻合。

图5③

口内就位方向好，触诊越过上腭现有义齿的后边界，导致咽反射。触诊时无疼痛，牙槽嵴形态良好（第Ⅲ类），但在前磨牙区存在一些缺陷，呈现出刀刃状（第Ⅳ类）。同样，肌肉附着位于前庭沟的底部附近，所以在取工作印模时注意细节很重要。可以看到现有义齿的后端，距离腭小凹至少15mm，也可以看到义齿基托包绕覆盖结节的局限程度。这两个特征都明显不利于义齿的稳定和固位，引起持续的咽反射。在患者的右手侧从中切牙到前磨牙沿牙槽嵴顶存在一条菲薄的软组织，这应该在工作印模中考虑到；应用氧化锌丁香酚取印模，并用手术刀将菲薄的软组织切开，以避免义齿夹住组织。同样，前嵴的唇侧呈现明显的倒凹，值得在评估阶段考虑是否可能存在一条清晰的就位道，或者恒基托是否需要用软衬材料进行修改。

下颌牙槽嵴

图5④

虽然接触舌体后外侧缘会引起咽反射，但整个承托区触诊时不会感到疼痛。牙槽嵴萎缩，呈刀刃状（第Ⅳ类），沿整个牙槽嵴顶有一条薄的纤维组织，在工作印模制取中应考虑如何处理；可以用氧化锌丁香酚取印模，以及用手术刀将菲薄的纤维组织边缘切开，以避免义齿夹住组织。肌肉附着在较低的位置，当唇部回缩时，在前部只有中等深度的前庭沟，托盘在此处需要仔细调整，以确保它不是过度延伸。

图5⑤

整个承托区触诊不引起疼痛或咽反射。前牙区的组织是纤维状的，在照片中可以看到组织的褶皱，牙槽嵴萎缩（第Ⅴ类）呈现可识别的纤维状嵴，比图5④厚，所以在义齿就位时，不太可能出现褶皱。在这部分不需要特别的干预，前牙区几乎没有明确的前庭沟，因此需要在这里仔细调整托盘，考虑前面提到的纤维组织，甚至有可能进行有目的黏膜无压力印模或黏膜压力印模（取决于评估情况）。在唇颊沟内可见溃疡，重要的是要确保溃疡不影响工作印模的制取。

图5⑥

整个承托区触诊时无疼痛或咽反射，牙槽嵴坚实，形态良好，通常顶部是圆形，尽管在颊部周围有凹陷的部分，这可被归到第Ⅳ类，肌肉附着相对较低，唇侧前庭沟似乎有合适的深度。不要认为这些情况可以直接修复治疗，有时由于牙槽嵴形态良好，它们有可能会在义齿戴入适应后引起疼痛。

第6章

局部义齿患者的评估

Patient assessment for partial dentures

James Field

图6　局部义齿患者的评估

既往史

初印模

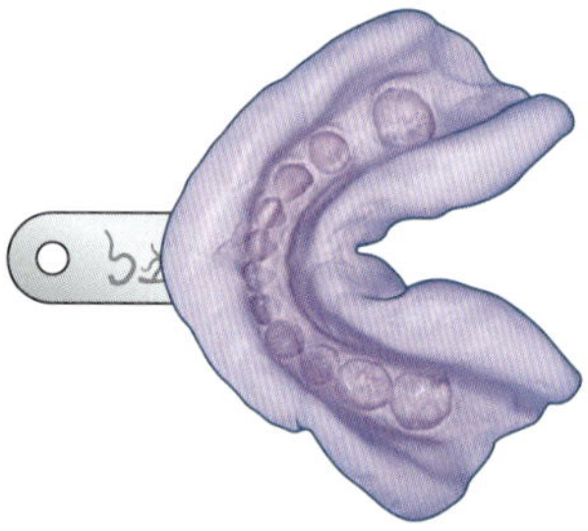

- 精确，好的延伸
- 托盘支撑材料
- 前庭沟黏膜返折线全部记录
- 没有空隙、阻力或气流

𬌗架模型

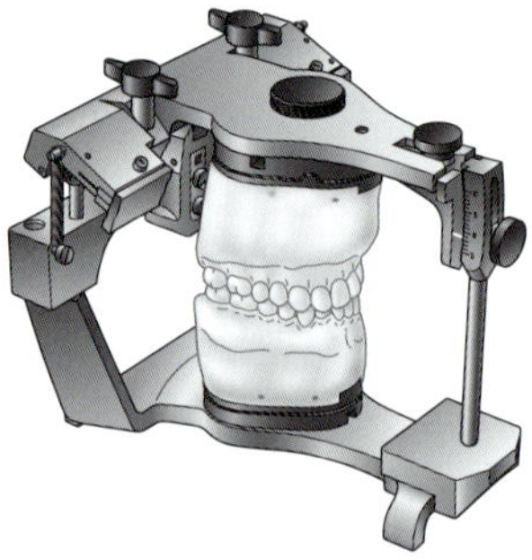

- 准确地记录咬合，无论是在牙尖交错位或记录咬合垂直距离加高
- 关于准确的初步记录的注释见第19章和第29章

牙周评估

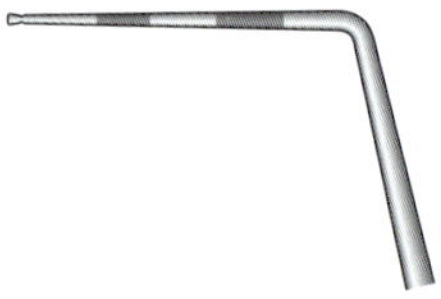

基本的牙周检查（BPE）或牙周袋检查表+松动度评分

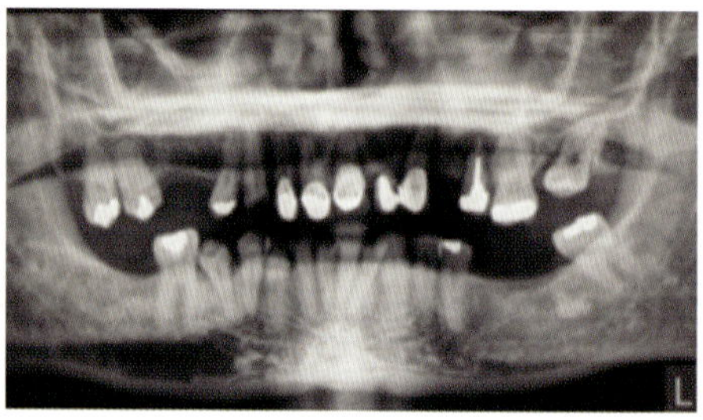

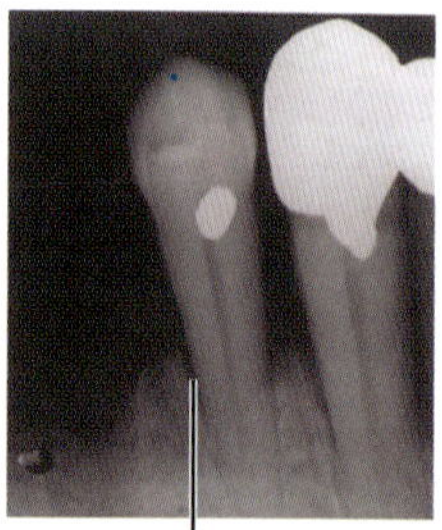

影像学评估：
- 基牙的骨支持
- 基牙牙根倾斜程度
- 基牙牙周病变

- 留意牙周膜膜腔增宽，提示有咬合创伤

初步修复工作

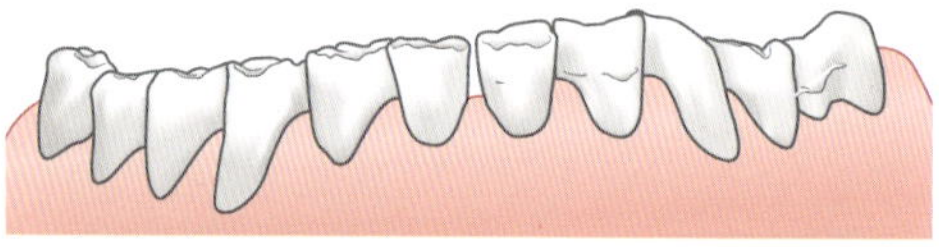

考虑：
- 磨损牙齿的修补
- 提供或替换另外的冠修复
- 拔除牙根

初步设计

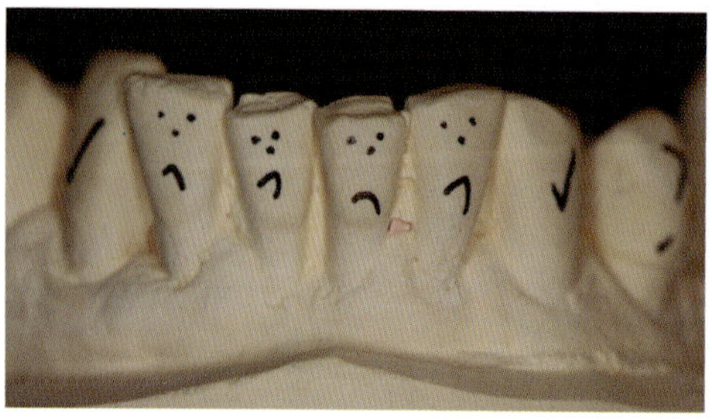

标记不能承受轴向负载的牙齿，可以帮助更有效地设计局部义齿

局部义齿和全口义齿的评估是一样的，要评估哪些风险因素会影响局部义齿的设计（图6）。主要的区别在于局部义齿患者口内存在直立的天然牙，为了可摘局部义齿效果更好，必须充分评估余留天然牙的健康和预后。局部义齿的设计方法将在后面进行介绍，而必要的临床资料和指标将在此章作为初步评估阶段的一部分进行介绍。

患者和治疗的基本问题

- 为什么患者需要新的或改良后的义齿？
- 目前的义齿会引起疼痛吗？
- 发音和咀嚼有问题吗？
- 义齿的外观是否令人满意？

修复既往史

- 患者现在戴什么类型的义齿？
- 旧义齿做了多久了，在哪儿做的？
- 患者戴局部义齿有多少年了？
- 患者过去戴过多少副可摘义齿？
- 患者是否愿意履行必要的约定，包括复查约定？

临床检查

在考虑设计可摘局部义齿之前，重要的是进行一次全面的口外和口内的评估，可以考虑以下几个方面的内容。

- 口内就位方向。义齿承托区的解剖结构是否易被触诊，现有的义齿是否可以很容易地从口里戴入和取出？
- 菌斑控制。在牙菌斑控制不佳的情况下佩戴可摘局部义齿存在重大风险，会导致根面龋和软组织疾病的恶化。如果基本牙周检查（BPE）指数不是0，至少应该进行一个菌斑评分，并提供量身定做的口腔卫生指导。
- 牙松动度和牙周袋深度。在评估局部义齿时，常常忽略余留牙是否具有病理松动或存在深且探诊出血的牙周袋，假设牙齿即将缺失，通常采用树脂基板局部义齿。事实上，重要的是要确定哪些天然牙可能有能力沿牙体长轴去支撑可摘局部义齿。由于咬合创伤的牙齿也可能出现松动，特别是在缺乏后部支撑时。若可摘局部义齿无法修复缺失后牙，这种松动的情况就不太可能得到改善。
- 咽反射。在触诊义齿承托区和连接体部位时会引起咽反射吗？如果存在咽反射，触发区在哪儿？这些地方通常在舌背或后腭区。
- 溃疡。是否有溃疡的迹象？是否与义齿边界的延伸有关？
- 颞下颌关节紊乱。是否存在肌肉疼痛或颞下颌关节紊乱的迹象？
- 口腔干燥。患者抱怨口腔干燥吗？是否是药物作用导致的？戴局部义齿时，口腔干燥会增加根面龋和牙龈炎的风险。
- 保留的牙根。是否可以保留作为覆盖义齿的基牙，保留的牙根表面和相对的义齿之间间隙有多大？保留健康的牙根可以防止牙槽骨吸收，改善本体感觉与咀嚼能力。另外，保留天然的牙齿和牙根对患者的心理更容易接受。
- 磨损和缺乏抗力的牙齿。在设计可摘局部义齿之前，是否直接或间接地修复磨损牙齿？局部义齿是否可以覆盖在磨损的牙齿上，以恢复牙齿的形态和功能？是否可以给冠上放置其他辅助部件，以提高局部义齿稳定和固位，如连接体、支托窝及导平面。这些问题在设计可摘局部义齿时经常被忽视，将在本书后续章节进一步讨论。

牙槽嵴的评估

对于可摘局部义齿而言，牙槽嵴的形态可能不是那么重要，特别是牙槽嵴有明显的支持边界时。但当牙槽嵴萎缩、菲薄的纤维组织存在时，特别又是游离的牙槽嵴承托区时，这些都不好处理。

局部义齿分类

涉及牙槽嵴和承托区的关系，重要的是能够和医生就可摘局部义齿分类进行有效的沟通。第28章介绍了Kennedy可摘局部义齿分类系统，这可能是最普遍的分类方法。同样重要的是，要决定是否要保持天然牙当前的牙尖交错位接触，或者是否要改变咬合。如果不首先确定这一点，就不可能有效地设计可摘局部义齿。这将在第23章中做进一步介绍。

旧义齿的评估

对局部义齿的固位和稳定的评估与对全口义齿的评估相同。然而，同样重要的是即使义齿完全由丙烯酸树脂制成，也要评估连接体的设计和就位道。材料的选择和连接体将在第28章和第31章中讨论。

影像学评估

除了进行彻底的牙周与修复评估外，对潜在基牙进行放射学检查，以确定任何潜在的根尖周病变和评估是否有骨支持很重要。评估牙体长轴的角度也很重要，牙齿非轴向负载可加重咬合创伤和骨缺损。

第7章 影响义齿成功的因素

Factors complicating success

James Field

图7　影响义齿成功的因素

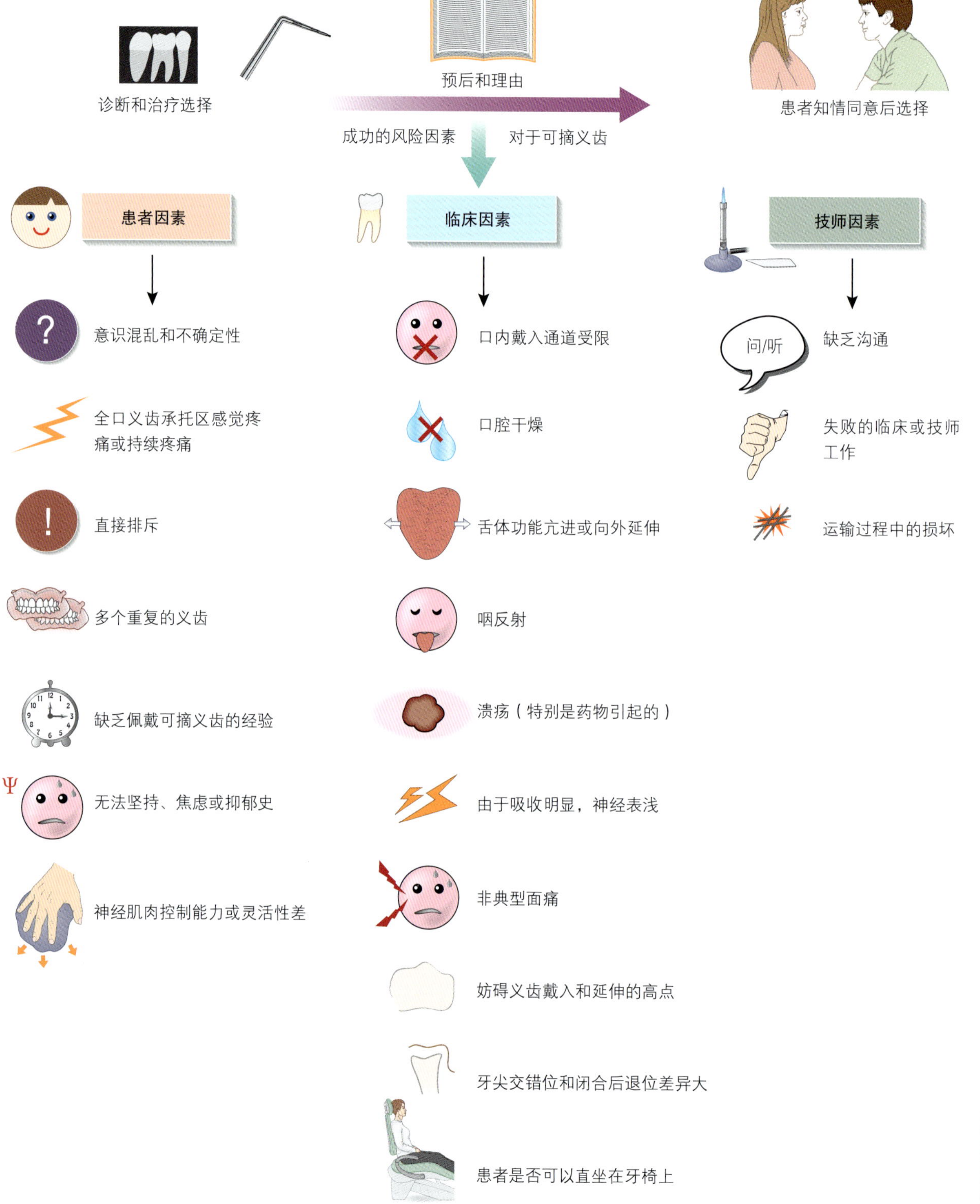

预后评估

牙列缺损可能的治疗建议和结果，都应该有一个预后的评估。如果没有这些信息，患者就无法在知情的情况下选择采用哪种治疗方式，所以一定要记住讨论这些问题。并将这些讨论记录在患者病历中。与预后同样重要的是做出这一决定的理由是什么。全面和彻底的记录评估将有利于整个治疗过程。在设计可摘局部义齿时，以下因素被认为是风险因素（图7）。

风险因素

患者因素

- 患者有意识或者精神障碍。如果患者不确定他们为什么要做义齿，或者觉得没有必要，那么可能不会佩戴最后完成的义齿。必须清楚治疗目标是什么，在每次约见患者的时候都应该检查和强调这一点。
- 整副义齿承托区（DBA）疼痛。整副义齿承托区（两侧牙弓）的疼痛或烧灼感都很难准确诊断和管理。如果咬合垂直距离过大，意味着义齿承托区将一直超负载。参考1副或2副义齿可以进行辅助诊断。如果对义齿基托的材料过敏或不耐受，这种类型的疼痛也可能出现。如果怀疑是这种问题，就必须让患者进行斑贴试验，以确定其是否对义齿基托材料过敏。
- 直接排斥。当患者在任何时候都不愿意将义齿戴入口内时，这是一个令人担忧的问题。有时，这可能是由于义齿造成的急性创伤，患者戴义齿的时候感到痛苦。因此，经常有患者不愿意将义齿完全戴入口内，甚至在义齿完全戴入口内之前就开始排斥它们。这种排斥可能伴随着咽反射，这将在下面进一步讨论。通常有心理问题会使可摘义齿的接纳变得复杂，当舒适度最重要时，任何不适都难以忍受。还必须注意到，有的患者可能是在过去经历过义齿创伤事件，从而表现为不接受可摘义齿。
- 接受多个连续可摘义齿的治疗。如果患者以前戴过很多副义齿，应该非常仔细地评估过去义齿的问题。以前义齿的失败原因通常被忽略——患者的期望被错误地理解也是常有的情况。在这种情况下，只需要重新评估患者最喜欢或最常戴的义齿。
- 缺乏近期戴义齿的经历。没有戴义齿的患者，或者最近没有戴义齿的患者，必须被告知适应过程将会很长。这也使确定的牙齿位置和垂直尺寸更具有挑战性。
- 不坚持的习惯。如果患者不能或不愿意坚持克服可摘义齿的小问题，那么很可能会严重影响预后。
- 神经肌肉控制能力差或灵活性差。如果患者曾患有脑卒中，或被诊断为帕金森病或其他神经肌肉疾病，那么预后将受到严重影响。

临床因素

以下临床因素会严重影响义齿的效果：

- 局限的口内戴入通道。
- 口腔干燥。
- 广泛性或显著性溃疡（特别是患者服用尼可地尔）。
- 触诊DBA时出现咽反射。
- 舌体功能亢进或舌体向外侧延伸。
- 触诊时引起表浅的神经疼痛。
- 会影响义齿延伸或完全就位的明显的高点。
- 当前的牙尖交错位和后退闭合道有很大的差异。
- 患者无法坐在牙椅上。

牙槽嵴解剖

通常认为，萎缩的牙槽嵴意味着预后将受到影响，特别是下颌牙弓。在这种情况下，需要更多地注意准确的延伸、功能边界的整塑以及牙齿的排列位置。然而，人们通常认为高而圆的牙槽嵴意味着成功率高，但要小心的是，这种牙槽嵴的患者通常会在嵴顶出现压痛。应该检查肌肉附着在牙槽嵴上的高度，是靠近嵴顶（这意味着要非常小心地进行功能性的适应）？是低？还是没有？也要寻找牙槽嵴上明显的倒凹，倒凹可能意味着需要考虑特殊的就位道，甚至是义齿修复前进行牙槽嵴修整术。

技师因素

与技师沟通不好意味着技师方面可能不是最好的。在与技师的沟通中明确制作义齿的原因，并要求技师在遇到任何问题时与医生联系。

总之，义齿制作需要临床医生、患者以及技师之间坦诚地沟通，并将所有的问题仔细地记录在患者的病历中。

第8章 便利性和操作体位

Accessibility and operator position

James Field

图8　便利性和操作体位

上颌牙弓

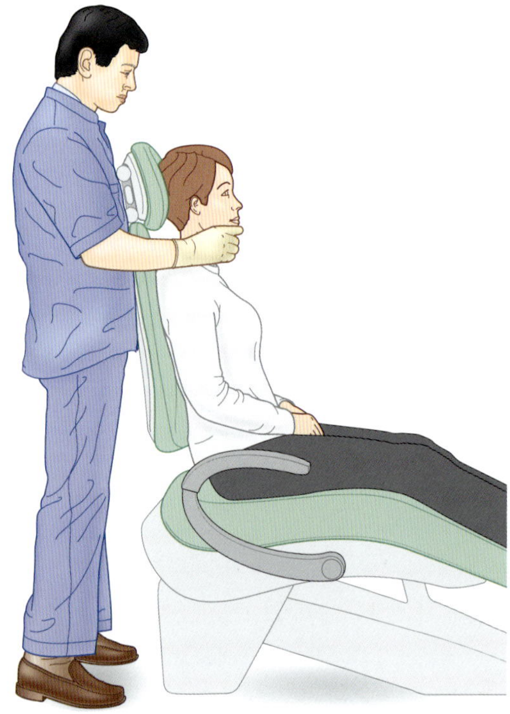

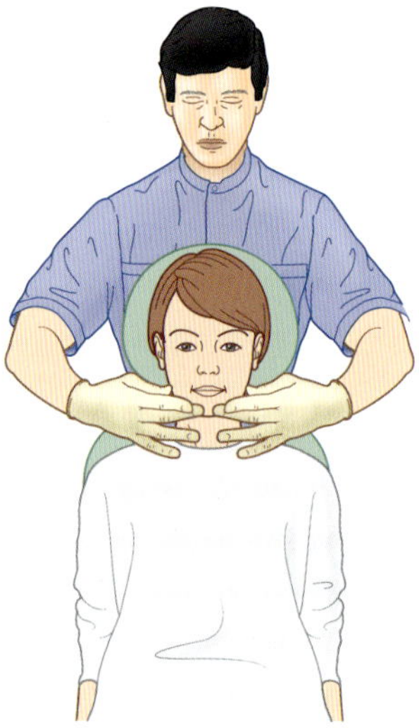

- 站立于患者身后
- 保持姿势稳定
- 支撑患者头部
- 控制下颌骨和口周区域
- 正确操作和托盘就位

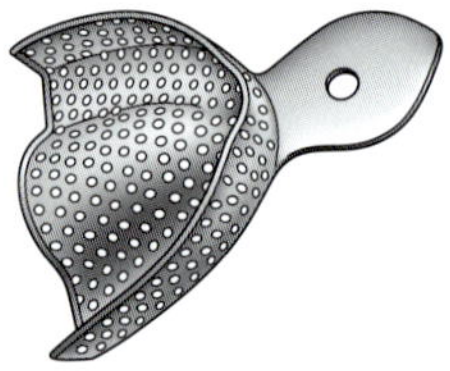

托盘处理

- 控制
- 定位
- 材料与相关的孔槽完全符合

下颌牙弓

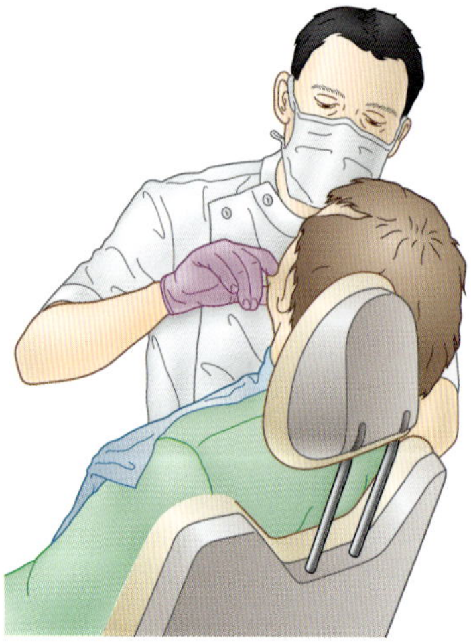

- 坐或站在患者面前
- 直背
- 正确操作和放置托盘
- 直视最佳区域
- 提高口内可视性，尤其是后牙区

义齿修复成功的临床阶段不仅取决于技术能力，前一章谈到有限的口腔入路，或者患者无法坐到牙椅上，这些都是失败的风险因素。同样重要的是，要考虑医生的姿势和操作位置。

姿势和操作位置

当把精力集中于临床时，很容易忘记自己的姿势。一些鞍形座椅或佩戴放大镜，可以帮助调整一个良好的姿势。然而，除了牙体预备外，建议在每个口腔修复阶段都以站姿完成。

在患者周围保持动态的姿势意味着不太可能扭伤脖子或背部，而且更有可能移动到合适的位置。这将确保背部和颈部保持健康，牙科执业生涯将更长久。除了医生的健康之外，对患者来说，直立坐姿比仰卧更舒适。

医生和患者都动起来

动态操作体位意味着可以在患者周围移动，同时医生也可以将患者移动到合适的体位。一般来说，作为医生，两者都不擅长，经常停留在12点钟附近的操作体位上。首先确保感到舒适是非常重要的，然后再考虑如何移动患者以优化视野或操作。这可能意味着让患者在椅位上下移动、向后倾斜，或者简单地把他们的头转向两边，要尽可能地保持背部挺直、颈部挺直以及直视手术部位。

上颌牙弓

一般情况下，建议站在患者背后进行上颌牙弓的取模（图8）。医生应该站在患者头部的正上方，且与肘关节平行。不要直接站在患者的后面，而是要想象像扶着橄榄球一样扶着患者的头，或者让患者的头固定起来——稍稍偏向一边。当手放在患者的口前时，手应该低于肘部。想象水从手臂流下，从指尖流下——芭蕾舞中的“第一位置”。这个位置有多重功能：

- 确保能够站直背部。
- 确保姿势的稳定，可以放心安全地给患者操作。
- 允许用非惯用手支撑患者头部。
- 可以控制上腭边缘，需要让患者处于一个特定的位置。
- 能够控制口腔周围区域（如果患者有抬手够口部的习惯，这一点尤其有用）。
- 允许触诊和检查整个上颌承托区。
- 便于托盘的操作和摆放，因为手腕的活动范围更大（试着从患者的后面开始完全放置上托盘，从患者前面开始是非常不稳定的）。

下颌牙弓

在大多数情况下，建议站在患者面前，让患者坐直的情况下，对下颌进行取模（图8）。大多数牙椅连接部比较窄，这是一个好位置。确保背部直立，而不是弯腰向前。下颌个别托盘是部分延伸不好以及需要适应唇部延伸才制作的。由于医生在评估这个区域时是坐在患者后面的，导致下唇操作不当是经常发生的。同样，手臂不应该抬起来，而是应该采用与处理上颌牙弓相似的姿势，牙椅通常需要调低才能达到这个位置。这个位置的优点如下：

- 方便托盘的放入和操作正确，因为手腕活动范围更大。
- 视野不被面部解剖所阻挡，这种阻挡会导致患者身后的术者体位前倾。
- 利于一个直背坐姿。
- 改善咬合关系、面部美学和发音的口内牙弓的可视性。

义齿和托盘的控制

要控制取模托盘以及患者义齿的戴入和取出，这一点是非常重要的。当摘戴义齿时，可以近距离观察义齿的延伸、组织面与软组织的接触并检查就位道。也可以对某些部位施加适当的压力，以检查稳定或疼痛触发点。如果患者反复地摘戴义齿，他们常常会利用这个机会，想办法去替换旧义齿，医生要花费很多时间去劝说他们不要养成这些习惯。另外，关于印模，不要在完全没有控制的情况下在患者口内取模，这就意味着在整个印模材料固化过程中，不能松手或进行其他操作。手柄是至关重要的，以确保控制、稳定、定位以及有效快速地取出托盘。

其他考虑

张口度不大，意味着可能需要用注射器将材料送到承托区解剖结构上，然后插入托盘作为载体。当旋转戴入托盘时，请患者半闭口以及在嘴角涂抹凡士林，可以避免损伤脆弱的组织。

第9章

义齿修复前的准备

Pre-prosthetic treatment

Claire Storey, James Field

图9　义齿修复前的准备

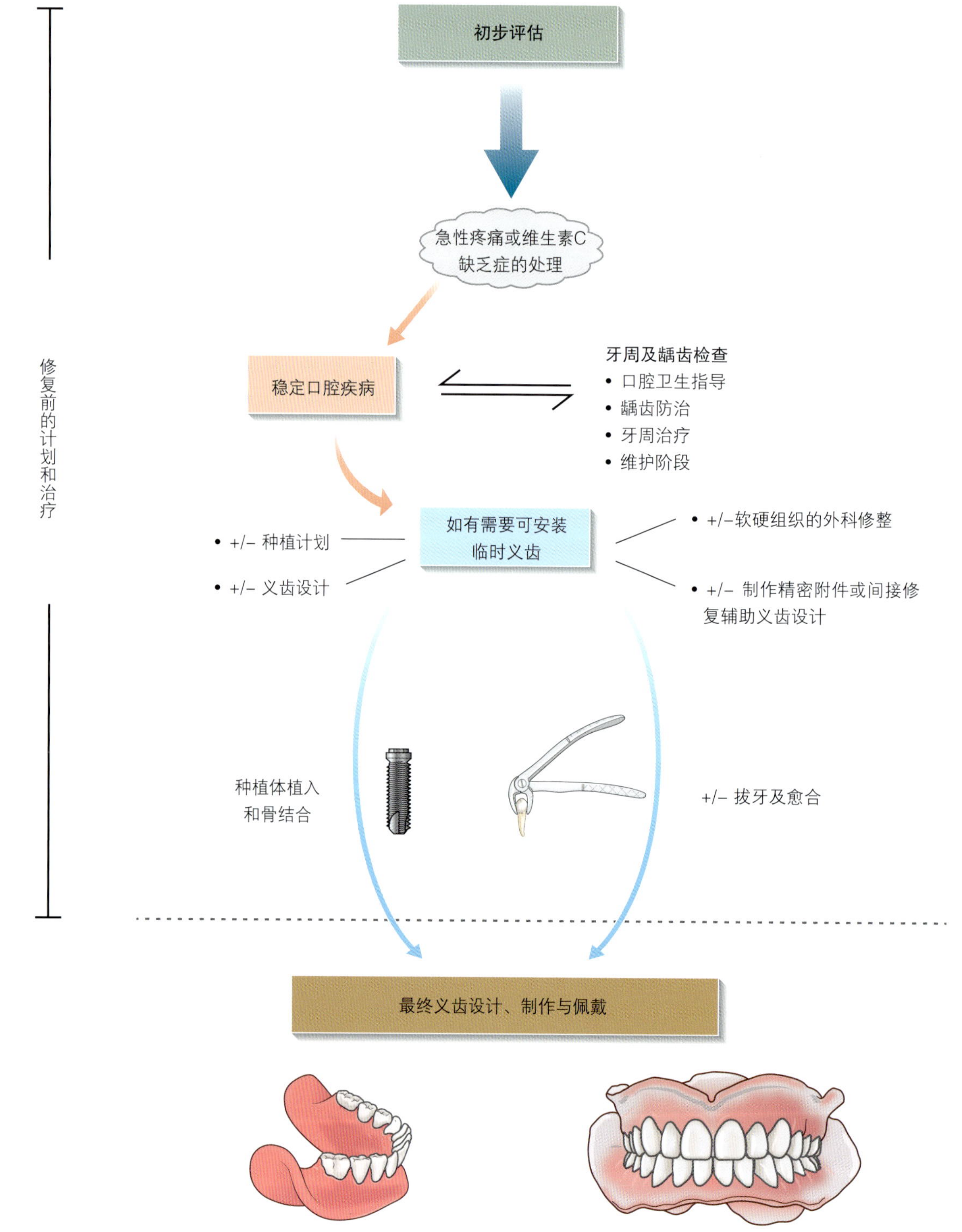

当开始准备可摘义齿修复时，全面评估患者的口腔环境很重要。稳固是重建的基石，城堡不能建在沙子上。义齿修复包括义齿修复前计划及准备（图9），这包括：

- 处理急性症状。
- 治疗和控制龋病与牙周病。
- 为促进义齿的固位和稳定，对口腔软组织和牙槽骨进行外科修整。

口外评估

仔细的口外评估可以发现很多问题，这些问题可能会影响到何时、以何种方式准备义齿修复：

- 面部对称性。
- 骨性分类。
- 张口受限或牙关紧闭。
- 咀嚼肌肥大。
- 下颌动度和灵活性。

无牙颌患者

无牙颌患者如何处理，应评估软硬组织状态和覆盖在硬组织上的软组织的结构，这方面已经在第4章进行了讨论。然而，值得注意的是，明显的倒凹、隆凸或松软纤维组织都应该在义齿准备前进行手术。也有可能需要肌肉附着点重新定位、前庭沟加深、尖锐的牙槽嵴变平、角化组织增加以及术后瘢痕组织缩小。后者通常与口腔外科医生联合进行，任何义齿准备前的手术都需要经过患者同意，并制订合适的计划，在制作义齿前有一个充分的愈合期。应该考虑到患者在这段时间内如何过渡，是不佩戴义齿，还是对现有的义齿进行修改。

牙列缺损的患者

对于牙列缺损的患者，必须对剩余牙齿的情况进行观察。包括：

- 进行性牙齿疾病（牙菌斑控制、龋齿和牙周健康）。
- 咬合类型，包括是否存在磨牙症或异常功能运动。
- 牙齿移动、过度萌出和倾斜。
- 牙髓状态。
- 任何现有义齿（直接或间接）的状况。

牙周病和龋齿

如果牙齿因牙周病而松动脱落，应进行彻底的牙周健康评估，包括基本牙周状况检查（BPE），当牙周袋出现（有牙槽骨吸收）时，临床医生应说服患者，制订个性化的牙周治疗方案。如果牙周袋持续存在（在菌斑控制良好以及表面炎症经过处理后，牙周袋仍超过5.5mm），那么应该对全牙列牙周袋6个位点进行测量。对于持续出血的深牙周袋，定期检查全口菌斑指数和出血指数，来支持采取非手术治疗。龈下治疗需在局部麻醉下完成，以无痛的方式处理发炎的牙周袋，避免牙齿敏感引起患者的不适。超声洁治术是一种值得推荐的高效方法，同时要防止过多的牙骨质被移除。治疗2～3个月后应重新评估6个位点的牙周袋。一般来说，如果出血位点<10%，且牙周袋探诊深度≤4mm，无探诊出血，则可认为牙周健康。

在牙周治疗维护期，患者可能需要将预后较差的牙齿拔除，尤其是当这些牙齿是孤立且松动Ⅲ度，存在牙槽骨吸收且向根尖周方向发展（或真正的牙周牙髓联合病变），或牙周治疗无效。在稳定维护阶段，可能需要使用临时的丙烯酸树脂义齿，以恢复美观和咀嚼功能，减少余留天然牙的咬合创伤。义齿可能是完全黏膜支持式，因此，在设计时应注意避免因义齿移位而造成牙龈边缘损伤。基托和基牙间的接触点应该是便于清洁的，并建议患者注意控制义齿及基牙的菌斑。即使是抛光良好的丙烯酸树脂基托也可能附着细菌，因此在短期修复中，树脂粘接桥也可以作为一种选择，以最大限度地减少菌斑，这显然取决于基牙的质量。

如有龋齿风险，应采取适当的预防措施，包括饮食辅导、卫生及氟化物治疗。在需要保护的位置，可以制作义齿，以帮助支持和保留最终的可摘局部义齿。义齿（直接和间接）可以用支托窝、导平面、适当的球孔和精密元件来辅助义齿支持稳定。精准的初模与研究模型对辅助义齿重建很有必要，可以在这个阶段评估和解决美学问题，考虑增加复合树脂材料去调整牙齿的尺寸、改变就位道，缩小倒凹区来进行调整。

种植体

种植体可能是最终修复治疗前的一部分。修复导向评估、病例选择和设计对于最大限度的成功至关重要。在现有口腔疾病稳定后，为了评估美观与功能的预期以及确定理想的义齿外形，应制作一副最合理的义齿，它可以帮助规划种植体的位置和轨迹。两种种植体修复覆盖义齿基托将在第41章讨论。

第10章 重要解剖结构的回溯

Revisiting the anatomy

James Field

图10 重要解剖结构的回溯

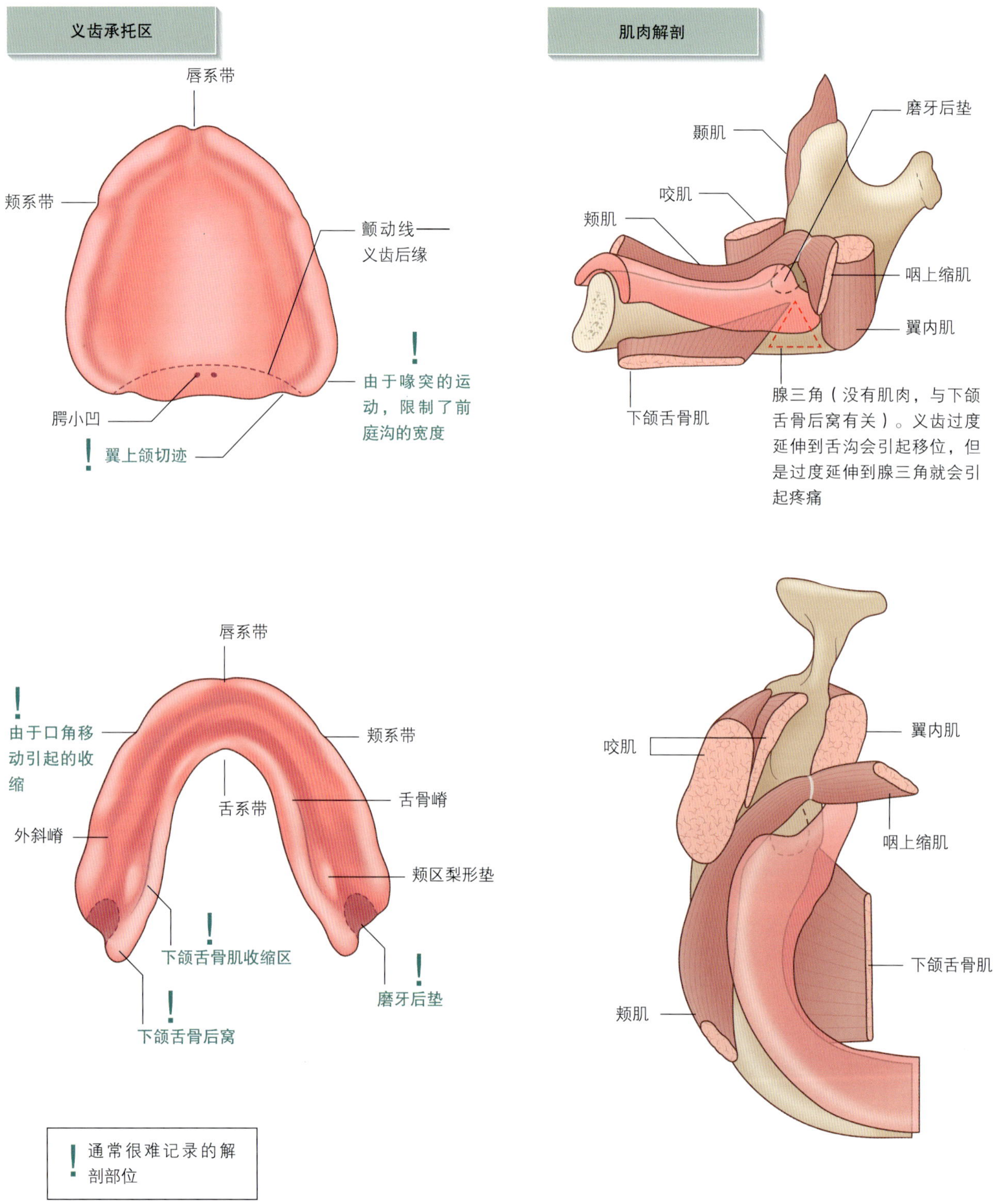

义齿承托区下解剖结构很容易被忽略，医生往往只倾向于关注牙槽嵴的形态，注意形态是丰满、刃状，还是低平。也许还要注意牙槽嵴是否有组织缺损，并注意有无压痛区（第17章）。

事实上，对于完整的义齿承托区和局部解剖结构有必要详细的评估——不仅仅是为了准确评估目前的状况，对于获得准确的功能印模也很重要。因此，了解肌肉运动同样重要，了解这些肌肉的运动方式可以准确记录局部解剖结构，下面将对此进一步讨论（图10）。

上颌牙弓

就可见的解剖结构而言，上颌牙弓可能是最简单的。然而许多义齿的构造不能很好地利用其下的解剖结构。虽然大部分医生能够正确识别系带附着，但是最重要的是要考虑它们相对于无牙颌牙槽嵴附着是高还是低。这就需要仔细地调整个别托盘以及义齿的基托，区分在该区域基托的边缘与前庭沟深度的偏差有多大，系带附着的过度延伸仍然很常见。

腭小凹常位于颤动线的后面（硬腭和软腭之间的交界处）3～4mm。识别这个过渡区域很重要，因为这是义齿的最佳后缘区，后续章节会讨论颤动线的技术重要性和如何辅助边缘封闭。

两个经常被忽视的解剖结构是：

1. 当下颌滑动时喙突产生限制，试着把食指放在上颌前庭沟内，并滑动延伸至第二磨牙，试着左右移动下颌，为了准确记录这些限制，有必要在取工作印模时引导下颌向外侧活动，否则患者会感到疼痛或义齿脱落。
2. 翼上颌切迹，位于上颌结节的后缘连接着翼突的内外侧板。因为工作印模流动性差，无法获得足够的延伸性，所以为了获得良好的边缘封闭，还需要将上颌结节和翼上颌切迹周围充满印模材料，详细内容将在第15章进行介绍。

下颌牙弓

下颌牙弓通常受到以下几个因素的影响：

- 舌体的大小，以及其外侧延伸运动的范围和灵活性。
- 在萎缩的牙槽嵴上确立局部解剖结构是比较难的。
- 潜在的舌侧倒凹或下颌骨隆突。
- 几个相对位置较深且结构复杂的肌肉，这些肌肉不能被单独激活。

拿起托盘或者个别托盘之前，要明确下颌明显的局部解剖结构，这一点很重要。让患者抬起舌体，马上就能看到舌体的伸展、舌系带的附着和舌侧沟的深度。当轻拉下唇时让患者放松下唇，真正功能性前庭沟的深度就可以看到了，这练习很有用。通常在萎缩的牙槽嵴上，几乎没有残留功能性的前庭沟。当调整个别托盘取得工作印模时，应该注意到这一点。轻反折整个牙弓周围的颊黏膜，可以很好、直观地观察牙弓的解剖结构，有助于识别外斜嵴，这是下颌义齿的主要承托区，触诊这个区域也有帮助。下面将讨论其他未解释的局部解剖结构。

前部解剖结构

除了上面讨论的唇侧前庭沟外，下颌肌是一组复杂的口周肌（颊肌、口轮匝肌、开闭口肌、笑肌、颈阔肌和颧大肌），在口角稍靠外侧汇合。如果不考虑这些肌肉的活动，则下颌义齿基托在说话、咀嚼和面部表情时可能会一直前后向与垂直向移位。这是一个多变的解剖结构，所以制取印模时让患者做某些动作，是记录这个局部解剖结构最好的方法，这将在第16章进一步讨论。

后部解剖结构

为了在下颌弓建立边缘封闭，必须考虑到远颊肌的延伸。成品托盘会使个别托盘在颊部过度延伸，所以建议仔细调整托盘。下颌义齿应覆盖角化黏膜的梨形-后垫区域（代表最后磨牙的瘢痕组织）并向上延伸至磨牙后垫。不建议全覆盖磨牙后垫，因为，该组织仅为副角化和腺体组织（因此对义齿的稳定没有显著的影响），而且在该区域延伸会使义齿基托末端接触。

中部解剖结构

众所周知，舌侧沟很难处理，过度的舌体运动可以帮助激活这一解剖部位。另外，腭肌是唯一能抬高舌体并维持腭舌弓（保留唾液在口腔内）的肌肉，而下颌舌骨肌（保护和增强口底）只能通过吞咽和说话来激活。通过舌体运动记录全部有限的解剖形态将在第16章讨论。

第11章 全口义齿的初模制作

Making a primary impression–complete dentures

James Field

图11 全口义齿的初模制作

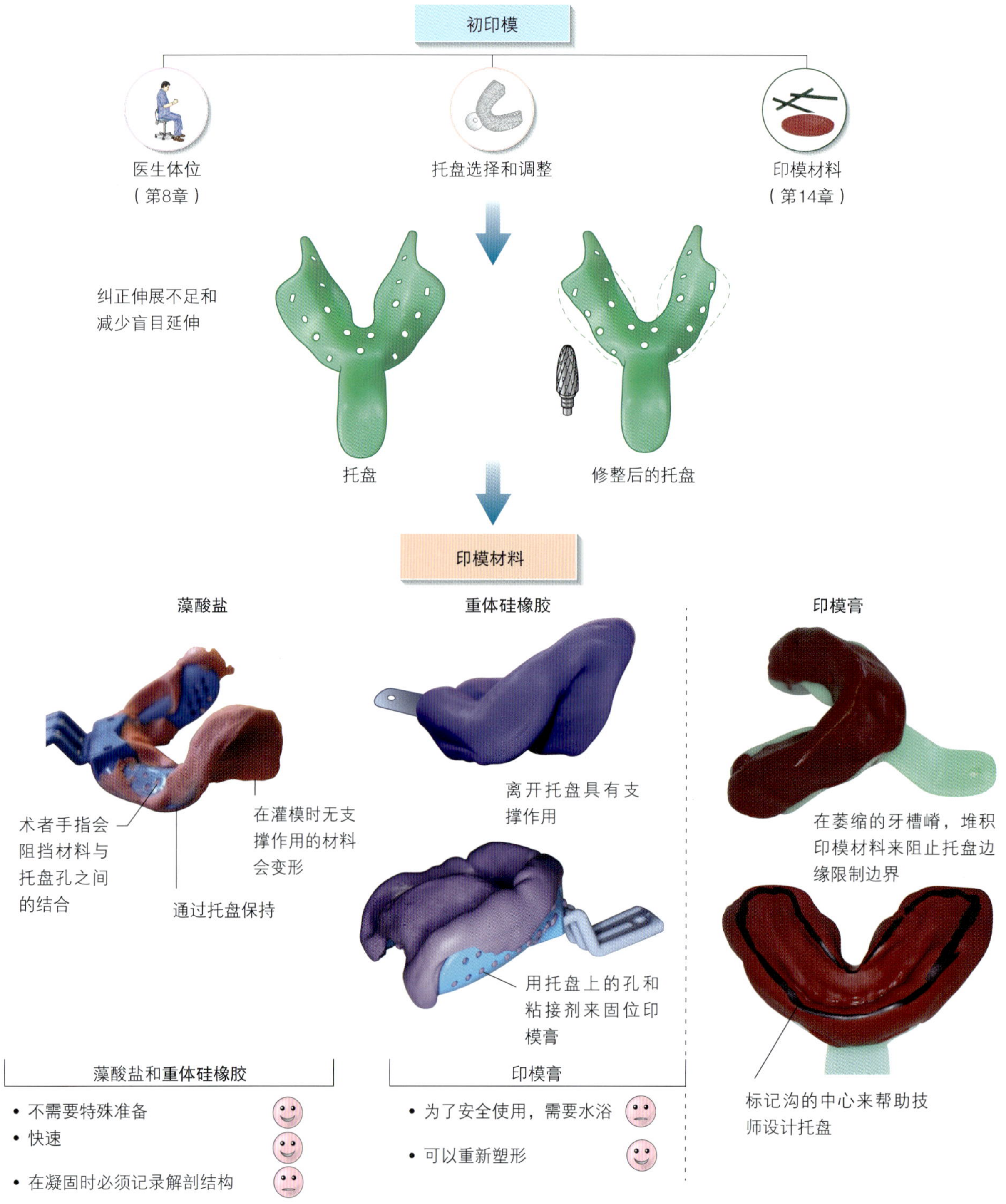

人们通常认为，制作全口义齿的初模并不需要“做太好”。经常听到人们说“等个别托盘回来，操作者会取一个最合适的模型”。事实上，初模是全口义齿设计和巩固余下临床技术可行的一个最关键的阶段。

全口义齿的初模应该：

- 记录全口义齿的承托区。
- 制取功能性前庭沟。
- 对于任何局限的解剖结构进行合理的标记。
- 没有空隙、变形或气泡。
- 没有断裂也没有脱模。
- 托盘中心放置均匀厚度的材料。

这样才会制作一个精确的个别托盘，调整的程度很小，并将记录功能性解剖结构。在这个阶段所做的努力会有利于之后的时效性和准确性。好的初模取决于：（1）操作者位置（已在第8章中讨论）；（2）托盘；（3）印模材料。

托盘的选择

制备初模可以从上颌的无牙颌成品托盘开始，以患者的旧义齿作为指导去帮助选择大小合适的托盘。下颌牙弓容易出现问题，使用旧义齿作为指导（特别是当远端延伸不足时）将会导致取模不准确。萎缩的牙槽嵴使用较低平的成品托盘取模会更复杂，所以在开始前不要害怕修剪托盘（图11）。否则，个别托盘经常会在唇沟和舌沟处过度延伸，需要进行大幅度的调整。

取模材料

关于哪种材料能制取最好的初模，有很多争论。如果对处理材料很有信心，而且已经选择了合适的托盘，那么它可能会有很小的区别。但是，了解不同可用材料的局限性并选择适合自己的材料是很重要的。下面讨论3种主要的材料。

1. 藻酸盐是一种廉价又快速的材料，但是在较薄的区域无法支撑，无法准确记录超过托盘外几毫米的解剖结构。通常情况下，这意味着上颌远端及下颌舌侧面都无法很好地记录。藻酸盐也很容易从托盘边缘流出，就意味着材料更容易从托盘上脱落。最后，藻酸盐硬度差，当它被灌上石膏（很重）时，无法抵抗变形。假设制作的个别托盘，已经适合了牙槽嵴，但是在后面有较大的差异，这就是最可能的原因。一些临床医生为克服这些问题，提倡用藻酸盐两步法取初模，初模的外围被消减整理后留下来，然后制取最后的二次终印模，这样藻酸盐就可以更可靠地记录远端的解剖结构。但对于上颌结节和翼上颌切迹的完整记录仍然很差。
2. 印模膏由于具有最可预测、最稳定的印模效果以及可以进行可靠的消毒，多年来一直被认为是教学医院的“金标准”。这种材料必须加热到56℃才能达到玻璃化转变温度。在这一点上它是可塑的，同样重要的是它可以独立于托盘上起到支撑的作用。可以重复加热和重复整形多次，所以针对困难情况可以作为优秀的备选材料。缺点是理想情况下应该使用水浴来将材料调到正确的温度并防止其冷却，一旦冷却下来就会形成相对较厚的化合物，需要花费相当长的时间才能再次升温。材料的黏度（与藻酸盐相反）意味着它往往会过度记录相对较浅的前庭沟，如下前牙唇侧段。这种情况下，消毒后可以划分前庭沟的解剖结构，以便于技术人员知道在哪个位置扩展个别托盘（图11）。
3. 印模硅橡胶提供了一种折中的方法（不是技工室的材料，因为技工室材料不允许在口腔内使用）。快速和易于操作，临床印模硅橡胶和藻酸盐、印模膏一样有相同的优点，但工作时间是有限的，一旦材料稳固了，就不容易修改。但它确实提供了一个有弹性、稳定的初模，可以进行精确的记录。

下颌牙弓

在取印模前，印模膏与硅橡胶都可以在托盘中“塑形”（图11），它可以在托盘未完全就位时记录前庭沟和牙槽嵴的解剖结构，这就意味着托盘的边缘扩展不要过度记录局部的解剖结构。尝试用拇指和食指依托下颌下缘，夹紧下颌托盘，但是，应该使用托盘手柄将托盘固定到位，否则材料无法对准相应的固位槽或孔。这种方法也可以防止托盘压入牙槽嵴的唇侧部分太深（图11）。

如果牙弓不在托盘的中心位置，或者牙槽嵴太接近托盘边缘，那么就会感到阻力，并认为托盘已经完全就位，而实际上并没有。

最后，一旦印模检查和消毒完成，必须告知技师将要选择的二次印模材料，以便预留合适的间隔厚度，这将在第13章进一步讨论。

第12章 局部义齿的初模制作

Making a primary impression—partial dentures

James Field

图12 局部义齿的初模制作

初印模
- → 医生体位（第8章）
- → 托盘选择和修整
- → 印模材料（第14章）

有孔托盘
- → 纠正延伸不足
- → 无牙颌牙槽嵴的支撑可以帮助防止托盘倾斜以及放置印模材料

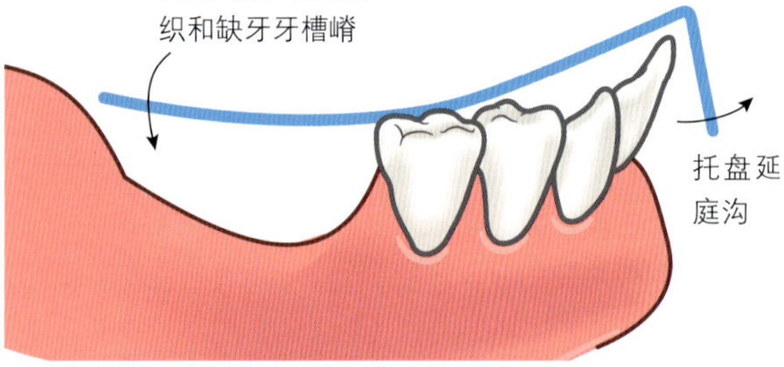

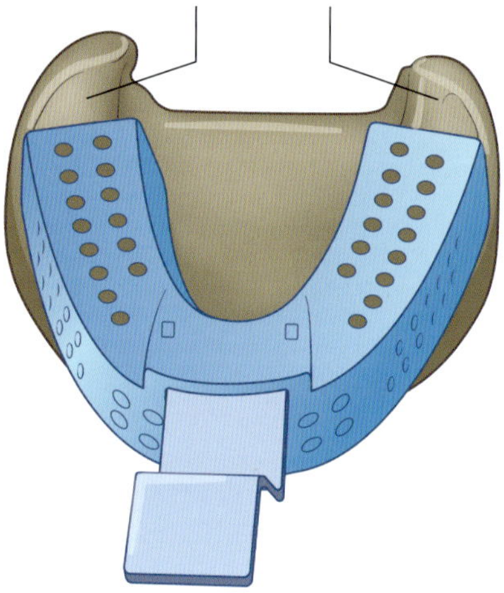

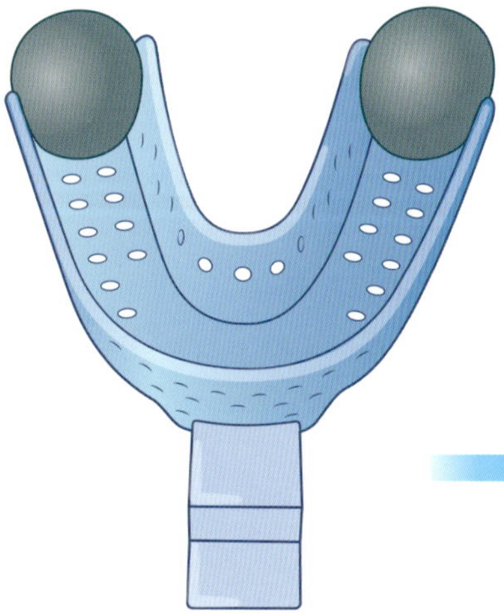

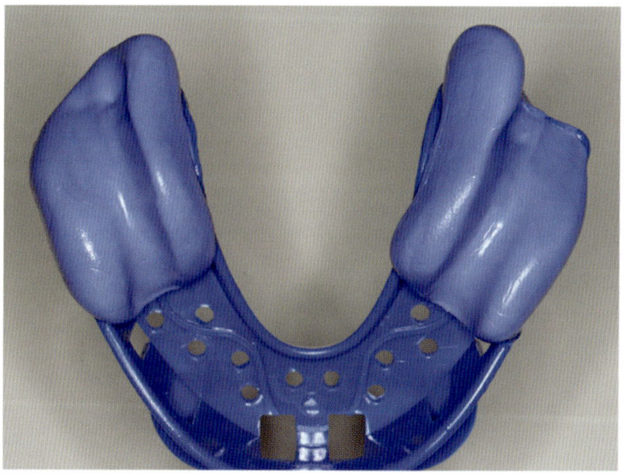

如第13章所述，初模是临床和技工阶段的基础。一个良好的初模将确保个别托盘很好地伸展，并且能覆盖整副义齿承托区（DBA）。当取戴牙齿的牙弓模型时，这一概念经常被忽视。尤其当使用直接固位体时，如义齿卡环、种植体和冠外附着体等。事实上，为了确保支撑是真正来源于黏膜和牙齿，并避免过度依赖机械原件固位，利用完整的义齿承托区同样重要，否则义齿会更快地坏掉。

部分含牙弓的初模应该：

- 记录全部剩余牙列和义齿承托区。
- 制取功能性前庭沟。
- 对于任何局限的解剖结构进行合理的标记。
- 没有空隙、变形或气泡。
- 没有断裂也没有脱模。
- 托盘中心放置均匀厚度的材料。

托盘的选择

记录牙列缺损患者缺牙牙槽嵴是个复杂的事情，使用有孔托盘。托盘游离端下部如果没有支撑，可能会倾斜到缺牙槽嵴上。当托盘旋转，会使舌体、唇沟的记录变得更难。此外，有孔的托盘往往不能到达完整的义齿承托区（图12）。

相反，有孔的托盘有时可能需要进行大量的调整以记录牙齿的移位或特别浅的前庭沟。需要花时间确保托盘符合牙弓的形态。

有时候，小号托盘就足够长了，但只要稍微宽一点就可以了。较大的托盘要么不能进入，要么向后延伸太远。在这种情况下，可以通过酒精灯或者热风机在托盘中线处加热来改变大多数成品塑料/丙烯酸树脂托盘。一旦加热，托盘可以在冷却和重新放入口内之前进行扩大，一些商用的初模托盘可以用来加热和修改，当然这种托盘通常会价格偏高。

最后，将有孔托盘放入口中也是一项特别的挑战。其不可避免地比同样的无牙颌托盘更深，核对是否在一个合适的操作体位很重要。患者应该放松并半闭口状态，同时将印模托盘旋转入口中，一只手托住脸颊，另一只手旋转托盘进入口中的另一侧。在确定前后位置正确之前不要开始放置托盘。先放置托盘后端，以确保多余的材料沿着前庭沟向前移动，并将嘴唇收回，直到托盘完全就位。

材料

牙齿的存在和倒凹，限制了可选择的局部印模材料。无论使用哪一种材料来记录牙齿，几乎总需要一个支撑材料来有效地稳定托盘，并将流动的材料送至远端的解剖结构中，特别是对游离端牙槽嵴或大于2cm宽的牙槽嵴。下面讨论支撑和印模材料的主要选择。

支撑材料

印模膏和重体硅橡胶在部分牙列缺损的牙槽嵴上能提供良好的支撑。它们还能有效地在游离端牙槽嵴或上颌结节周围延伸托盘，每一种材料的优缺点将在第14章中描述。考虑到这些材料只能支持黏性较小的材料，重体硅橡胶往往是最实际的解决方案。混合少量的重体硅橡胶，并放置于托盘中无牙颌区域，托盘在口内放置一会儿等重体硅橡胶变硬，注意不允许托盘底部接触咬合或切牙表面，取出托盘，用蜡刀或手术刀去除与硬组织接触过的硅橡胶。一旦固定，可以尝试重新放入口内，让托盘充分就位，为了准确记录牙齿，实际的印模可以移到牙齿顶部。

印模材料

许多材料可以用来取终印模，概述如下：无论如何，应该使用合适的粘接剂来确保印模材料与支撑材料以及暴露的托盘相结合。在这点上，确保印模材料在托盘上不过载至关重要。若这种情况经常发生，则意味着无法使托盘完全就位，这种情况下只是再次使用一个未修整的成品托盘。请记住印模材料必须是有弹性的，否则将无法将印模从牙齿周围的倒凹中取出。因此氧化锌丁香酚在这种情况下是禁忌的。

藻酸盐用于取模是由于它廉价、快速、有效。如果注意到有大的倒凹或者多个楔状间隙空间，藻酸盐往往就会撕裂。在这种情况下，有必要考虑一种弹性更强的材料，如硅橡胶。

（轻体或重体）硅橡胶的价格比较高，但能更准确地用于印模托盘。工作时间稍微长一些，可以确保托盘完全就位，并有时间进行一些基本的边界功能整塑。

与之前一样，一旦印模经过检查和消毒，必须向技工说明用于取终模的印模材料。这样，他们就可以在制作个别托盘时使用正确的间隔厚度，这将在第13章进一步讨论。

第13章 个别托盘

Special trays

James Field

图13 个别托盘

个别托盘

• 是否有规定大小的间隙，有或者没有组织终止点

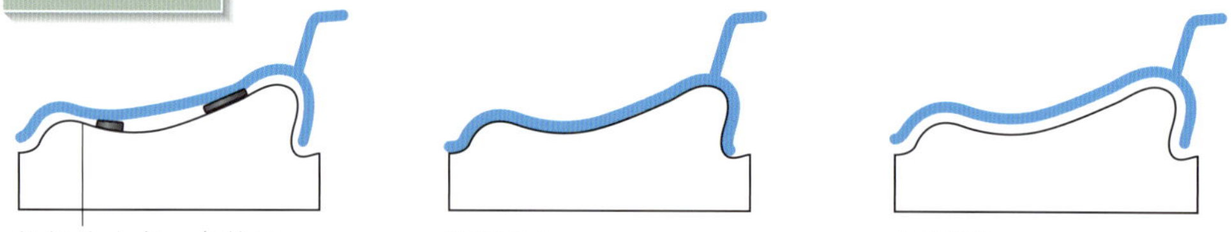

组织终止点，尤其适用于上颌穹隆和粗隆处

紧密贴合

经典间隙

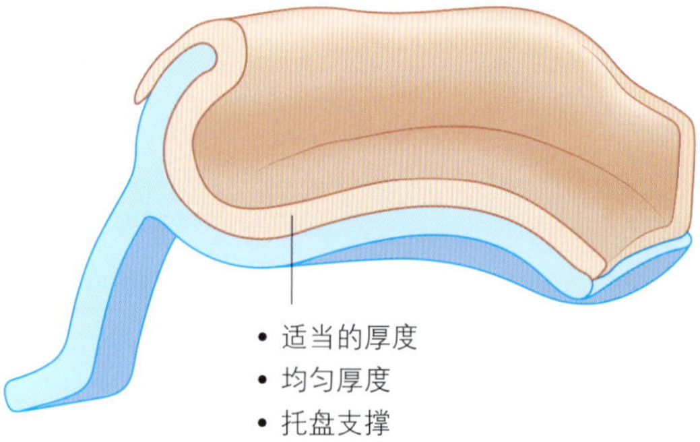

• 适当的厚度
• 均匀厚度
• 托盘支撑

空间距离

氧化锌丁香酚（ZnOE）0.8mm（只适用于全口义齿）

轻体硅橡胶1.0mm

中体硅橡胶（有或没有穿孔）2～3mm

藻酸盐和聚醚（带孔）3mm

扩展

• 准确性取决于初模
• 可能需要修整
• 检查口内，而不是模型

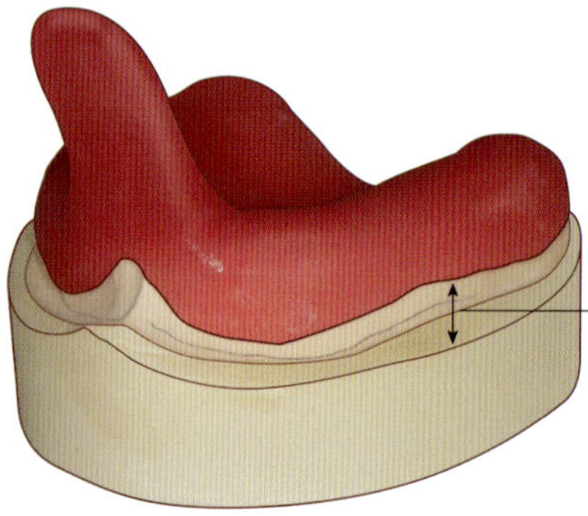

离前庭沟 2～3mm

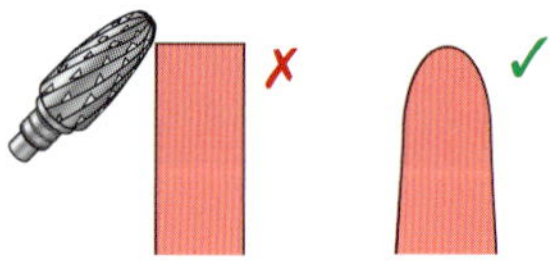

手柄

• 粗短，类似鱼鳍样，或者支托

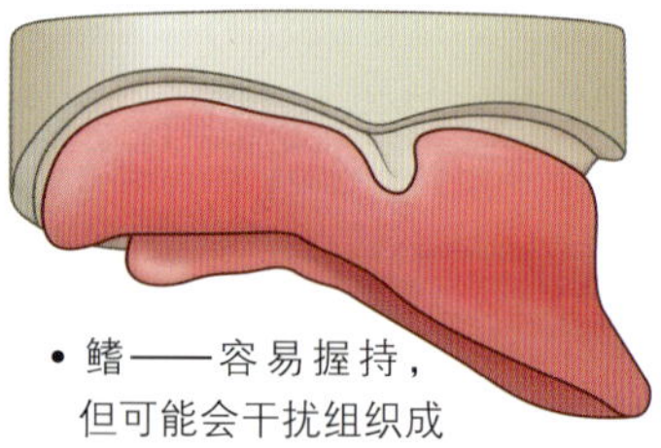

• 鳍——容易握持，但可能会干扰组织成形

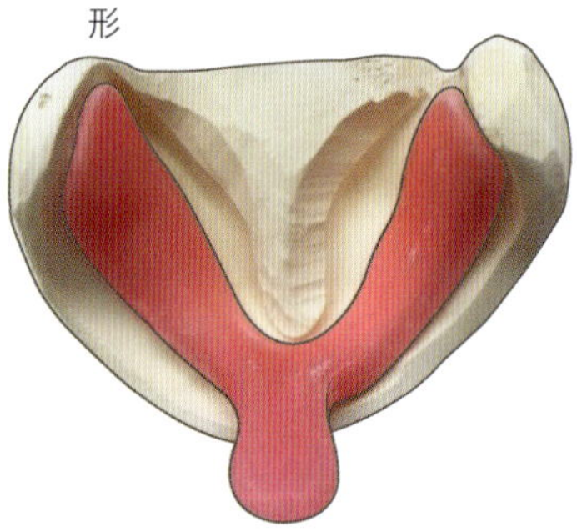

• 立式手柄
• 为了防止边缘整塑过程中受限制，选垂直立式手柄

制作个别托盘往往是义齿制作过程中一个关键阶段，个别托盘应该相对更适合全口义齿的承托区，以获得准确的功能性印模。当然，个别托盘的扩展是依赖于初印模上的解剖学结构，如果初模在椅旁需要做巨大的调整，那么去要求个别托盘没有任何意义，初模越不准确，随后的个别托盘也越不“个别”。理想情况下，个别托盘允许所取的印模与印模材料相吻合，允许托盘和义齿承托区间有合适且厚度均匀的材料。托盘的延伸应该距离功能性前庭沟底部2～3mm，确定这一点的方法将在第15章、第16章讨论，然而托盘的延伸不应该通过将托盘放在初模石膏上来评估。无论托盘是如何制作或调整的，它应该有平滑和圆润的边缘，钨钢钻（形状像小黄瓜）用于调整托盘的边缘（图13）。

材料

大多数个别托盘是由光固化树脂或热塑性的热凝塑料制成。光固化树脂托盘通常有未固化的表面层（抑氧层），在使用托盘之前应将其去除，未固化的表面层不应该接触软组织。因此，在处理光固化树脂托盘时戴上手套也是非常重要的。当在椅旁调整托盘时，切记丙烯酸树脂粉末应立即用强吸吸走，以确保附近的人未吸入，避免硅沉着病的风险。修正过的托盘也应该清洗，以避免树脂粉尘或未聚合的树脂转移到组织上。虽然热凝塑料不会产生粉尘颗粒，但它会在直机打磨时产热，与皮肤近距离接触时会感觉到不舒适。

托盘空间和组织终止点

根据选择的印模材料，技工室可能会在模型和个别托盘之间引入托盘垫片，确保流体静压最小化，同时允许材料铺满整个解剖区域：

- 氧化锌丁香酚：0.8mm。
- 藻酸盐：3mm。
- 轻体硅橡胶：1mm。
- 中体硅橡胶：2～3mm。

有些技工室没有给氧化锌丁香酚留任何操作空间。在这种情况下，采用组织终止点是很用的。组织终止点有助于确保印模材料的厚度均匀，防止托盘在某些特殊区域过度就位（图13）。组织终止点可以在椅旁也可以在技工室制作，让技工室制作这些是最容易的，但如果选择椅旁制作，建议选择相对较硬的材料，如整塑蜡、印模膏或印模硅橡胶。这些是通过将托盘轻轻就位于口内预定的深度后制作的，最后从终止处修剪掉多余的材料，目的是把它们放在支持性的区域，如牙槽嵴上和上腭。

托盘手柄

托盘手柄的设计和放置应该能够充分控制托盘，同时允许局部组织自由活动。最好的方式是将一个小的垂直手柄放置在无牙颌牙槽嵴顶上，宽大的手柄会影响边缘整塑。

有时候，还会添加辅助手柄或其他位置的手柄，这可能是为了取种植体印模。允许托盘开窗或只是为了在整个牙槽嵴上获得更均匀的应力的分布，最好通知技工室希望放置手柄的位置，特别是当它是非常规设计时。

材料的保留和支持

如前面所述，最重要的是初印模要完全由托盘支撑，否则印模可能在灌注较重的石膏时发生变形。要确定这种情况是否发生很困难，也就是说，同样重要的是要确保印模材料不剥离或从印模托盘中脱出来，否则灌注模型也会造成无形的扭曲。有两种主要方法可以确保这种脱模最小化：（1）使用粘接剂；（2）具备机械固位的托盘（如有孔托盘）。

- 粘接剂。托盘粘接剂通常含有二甲苯、硅氧烷、苯等有害化学物质，使用粘接剂之前，托盘应该在口腔中试用并调整。涂上一层薄而均匀的粘接剂涂层，然后在放置印模材料之前风干。重要的是要确保粘接剂到达托盘的整个边缘，包括延伸的前庭沟。托盘下放一张纸可以用来帮助控制来自刷子类产品产生的气溶胶和滴落物。交叉感染控制是至关重要的。
- 孔隙。孔隙通常用于材料与托盘结合较不紧密的情况，材料如藻酸盐，轻体、中体或重体硅橡胶。这进一步减少了流体的静压力，方便了托盘的完全就位。

完全就位

无论用什么样的印模材料，个别托盘都不能压力过大，这非常重要。为了获得所需的印模厚度，必须保证它们可以完全就位，否则作为个别托盘取模是失败的，可能比不上一个好的初模。

第14章 印模膏和整塑蜡的处理与操作

Compound and putty materials – handling and manipulation

James Field

图14 印模膏和整塑蜡的处理与操作

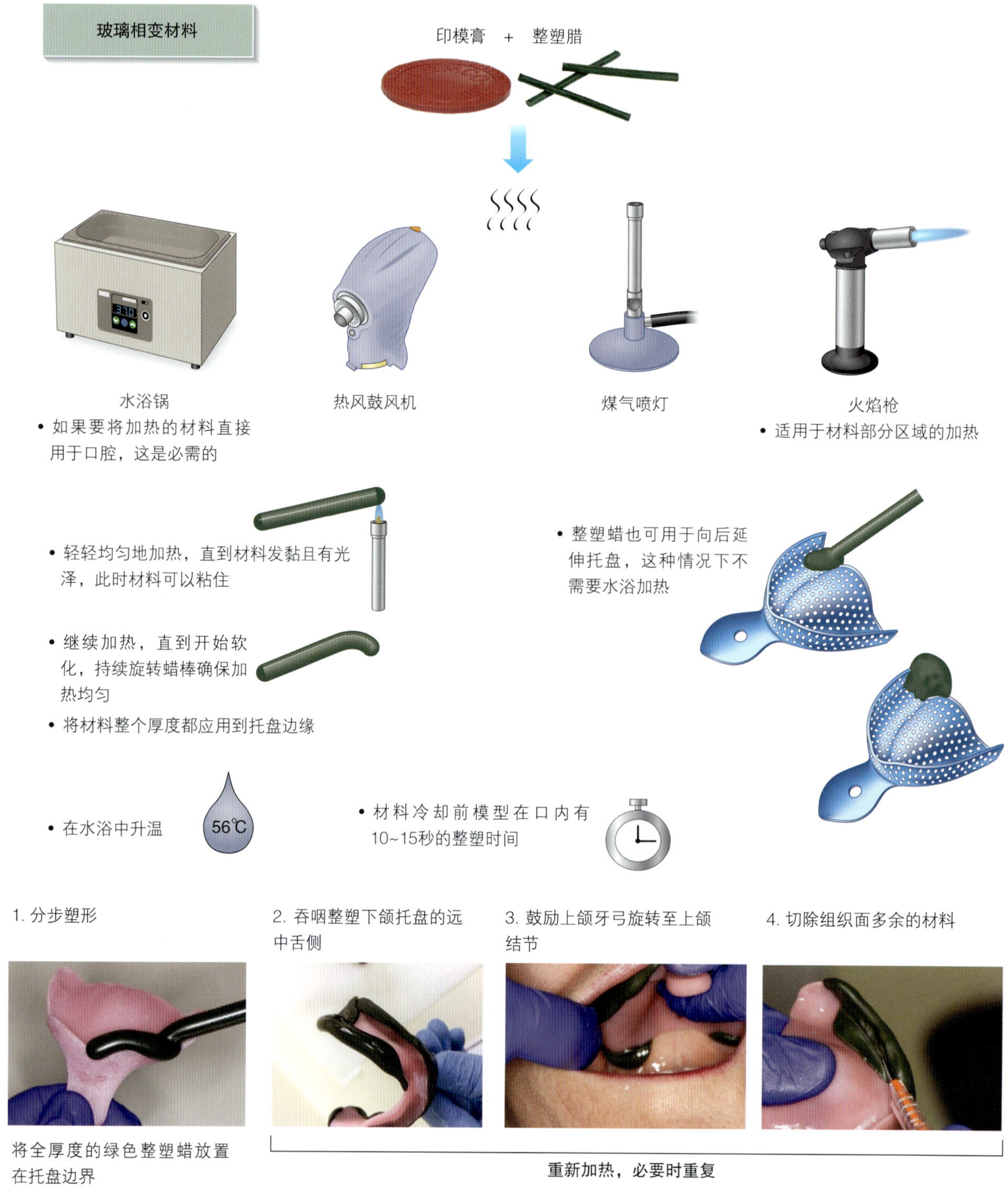

重要的是，必须了解使用的所有材料，包括它们的优点、局限性以及如何正确使用的方法。有目的地使用一系列材料——无论是在牙科学校还是毕业之后。可摘义齿修复在这方面提供了一个独特的了解使用材料的机会，因为，大多数程序涉及的材料操作，都是无创的和可逆的。

能够更好地控制某些材料，也可能是依据具体的情况决定材料的选择。本章剩下的部分探讨了如何操作印模膏、整塑蜡以及硅橡胶。藻酸盐已在第11章讨论过。

印模膏和整塑蜡

这种材料的玻璃相变温度为56℃，因此它需要用火焰、热风机或水浴来加热。在任何情况下，都要在口内进行材料的塑形，必须确保它的温度不超过60℃，最可靠的方法就是用水浴。如果有信心，也可以使用流动的温水，当水摸起来很烫的时候，通常在口内还是一个安全的温度。如果有疑问，可以尝一口杯子里流动的水。

如果材料是用来延伸托盘，那么在进入患者口内前就已经冷却。在这种情况下，不需要水浴加热。

当应用材料时，为了使材料能有效地附着，托盘需要进行干燥。反复加热塑形为了便于取模，而不从托盘中取出。重新加热和改造的性能使这些材料可以为疑难病例提供帮助。然而，一旦印模膏或整塑蜡冷却了，需要相当长的时间来再次加热，所以在大量使用时请记住这一点。

印模膏

印模膏最常见的是块状、梯形或圆形。如果在水中加热，试着把块状的印模膏放在一个藻酸盐调拌碗里，以避免材料粘在水槽或水浴壁上，一旦材料不能维持自己的形态，就要准备放入托盘了。膏体相对黏稠，容易使软组织移位和过度延伸。然而，当冷却的时候依然能够很好地维持自己的形态，因此能有效地记录远端的解剖结构，如上颌结节和磨牙后垫。不像藻酸盐或硅橡胶，当印模流动，可以承受扭曲。当在牙弓上大量使用时，可以用热风机或火焰重新加热局部区域。同样，在重新放入口中之前，应该冷却下来。

整塑蜡

整塑蜡因为使用的技术敏感性，所以名声不佳，但它是一种非常有用的诊断材料。可以用于支持小的无牙区域，对于托盘的延伸和边缘整塑是最有用的。有效的棒状设计，具有特定的厚度。这种使用方式是最有效的（图14）。作为一种边缘整塑材料，重要的是不要首先在水浴中加热，应该在空气或火焰中加热，直到变得有光泽和黏性。慢慢加热材料，直到它开始变软（图14）。在这一点上，可以使其全部的厚度直接应用到干燥的托盘上，在入口成形之前，应该稍微回火一下。没有必要把整塑蜡加热到像比萨奶酪那样冒泡，或者滴在凳子上。一旦加热，变凉而不成形之前有10~15秒的窗口时间，这时来记录功能性前庭沟。经常会看细小卷曲的蜡挂在托盘上，这样的整塑没有作用。由于材料冷却太快，不能有足够的时间去整塑远端的功能性前庭沟。对于整塑整个牙弓，分步整塑仍然是很有必要的（图14）。整塑蜡可以提前放置于上腭止点，以减少工作印模的间隙，然后对于记录两侧颊沟和唇沟、上颌结节，最后再与上颌后堤区添加小块整塑蜡连起来是有用的。最后增加的整塑蜡要位于腭侧而不是远端。不要急于进行终印模的制取，除非边缘整塑已经完善且满意，修整延伸到接触表面的多余材料。如果正在建立边缘封闭区，压痛的感觉表明边缘封闭受损，特别是在上颌结节和后堤区。

难度大的区域

确保完整记录上颌结节和后堤区一种较好的方法是将整塑蜡放置到托盘刚好适合的表面。建议使用较多的材料，从远处流出再支持、记录所需要的解剖结构（图14）。如果使用藻酸盐或硅橡胶，可以用注射器预先注入这个区域，以帮助充分地记录，但这些材料会迅速地塌陷并流失。在下颌牙弓上，整塑蜡也可以放置在梨形垫和磨牙后垫的托盘上，建议多余的材料依靠托盘向后流动进入远中舌侧沟（同时也包括吞咽时的边缘整塑和颊部的塑性，用来说明颊肌的附着情况）。

硅橡胶印模

催化剂和普通的硅橡胶印模材料在临床上需要混合使用。最有效的方法就是在工作台上，就像和面团一样，确保材料均匀地混合以及保持低温，从而最大限度提高工作效率。尽管一旦就位就不能再修改了。这种材料对于需要加热和整塑的印模膏来说是一种便捷的替代品，硅橡胶同样建议进入到无牙区域周围的解剖结构，因为它有一种牵拉的趋势。在无牙区域或游离端使用硅橡胶材料时，应将粘接剂涂在托盘上。轻体、中体和重体硅橡胶也可以用于托盘的边缘整塑，但同样托盘必须是干燥的，粘接剂必须应用。一旦硅橡胶材料被放置到边缘区域，在口内整塑之前在水龙头下将边缘弄湿是有用的，这会使整塑的边缘更加精确和光滑。

第15章 制取上颌功能印模

Recording an upper functional impression

James Field

图15　制取上颌功能印模

边缘整塑的系统方法

- 个别托盘依次整塑方法——通常是先看前部，然后是颊部，最后是上颌结节和后堤区
- 患者放松后，由医生进行组织整塑
- 让患者做夸张的动作，如发“o”音和“e”音
- 通过让患者下颌左右移动来记录喙突的限制

最常见的错误

- 上颌结节覆盖不全
- 超负载的托盘
- 托盘未完全就位
- 缺乏边缘整塑

托盘扩展

- 颊侧和唇侧
- 后牙区

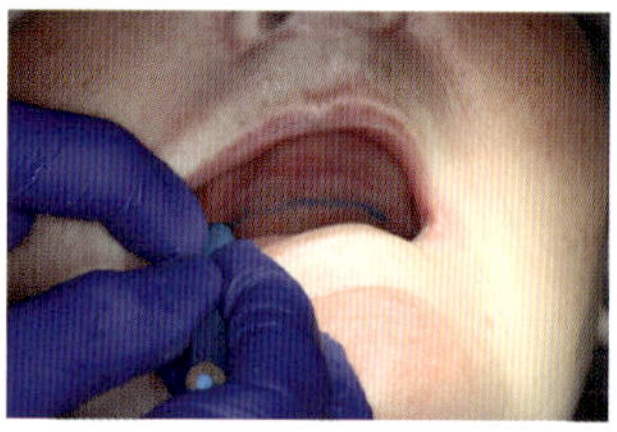

用彩色油笔在口内记录颤动线位置

然后可以在个别托盘上使用，以帮助确定后部边界

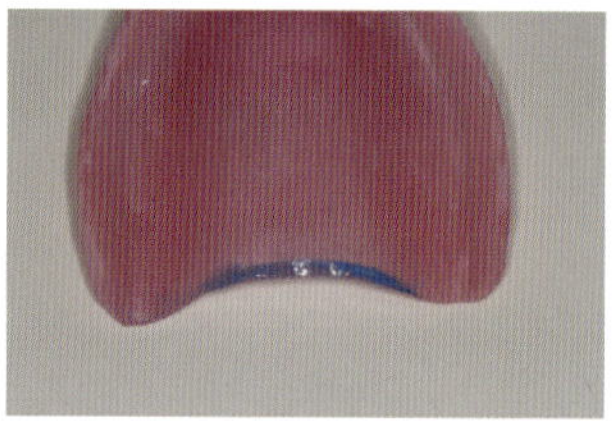

边缘整塑

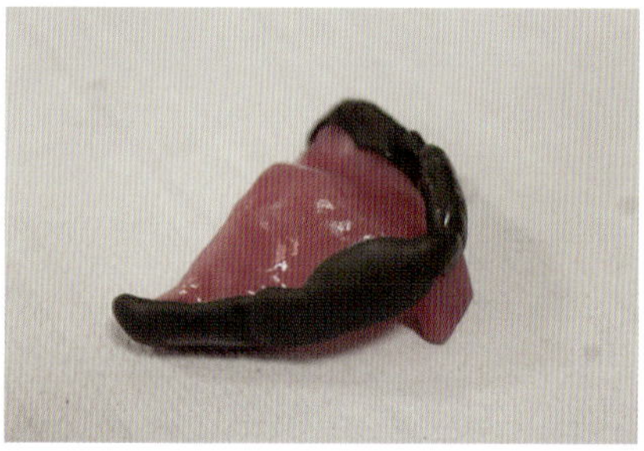

颊侧和唇侧

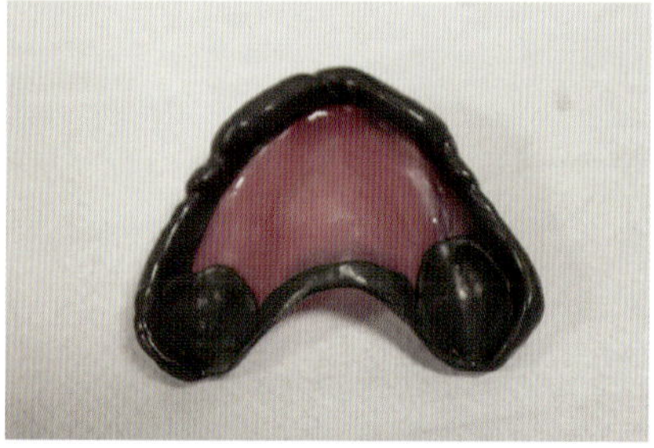

上颌结节和后堤区（推荐使用整塑蜡折回围绕上颌结节，且跨过后堤区）

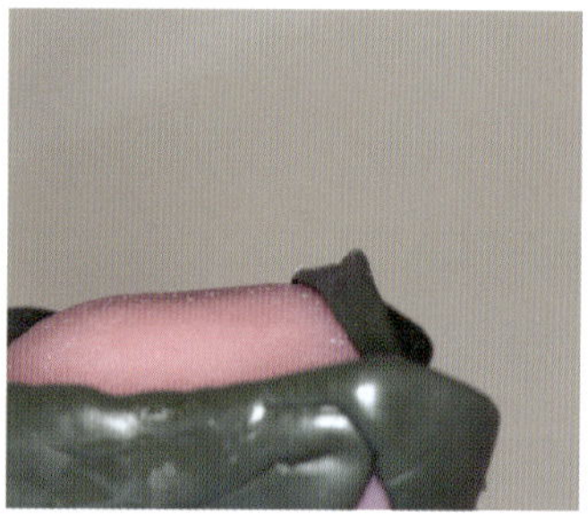

用整塑蜡创造个性化后堤区

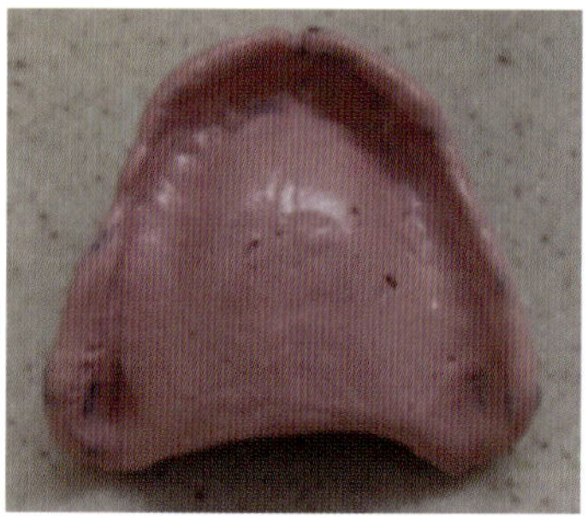

终印模（材料不要过载托盘，确保托盘完全就位且已经做好边缘整塑）

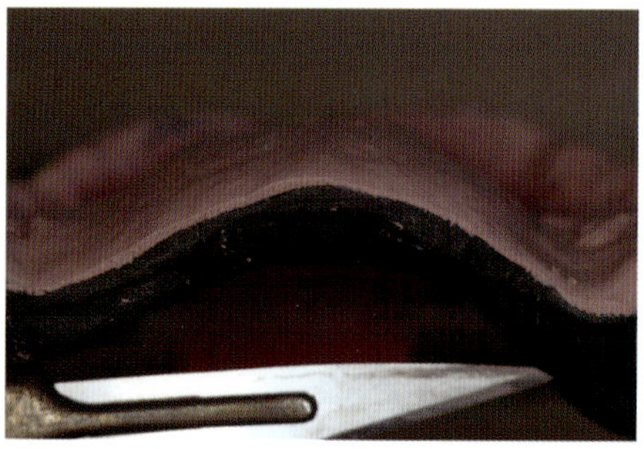

清晰的后缘边界，且注意终印模材料厚度均匀

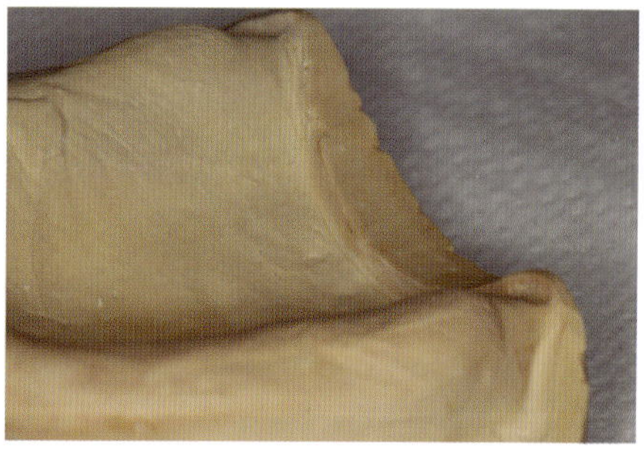

在主模型上刻绘自定义的后堤区

尽管绝大多数患者的上颌义齿过度延伸或延伸不足，他们仍坚持使用上颌可摘义齿。义齿延伸范围最容易准确记录的阶段是在功能印模制取阶段，在这个阶段，有效的托盘延伸与边缘整塑将决定局部解剖结构和义齿的稳定。在后期进行调整很麻烦，不仅要准确确定义齿的位置，还要辨别出过度延伸的程度。以个人观点，在这个阶段花些时间是非常值得的。

检查个别托盘

在这个阶段，必须检查托盘是否适合以及其延伸度，如果放入患者口内试戴，一般都可以获得比较可靠的结果。在石膏上试戴托盘，特别是在没有组织止点的情况下，可能会导致选择到不合适的托盘。托盘应清晰地位于距离任何局部解剖2～3mm的位置，它将作为一个载体，以便使用边缘整塑材料，如整塑蜡或通过终印模记录实际的边缘解剖结构。后牙区前庭沟的延伸，通过让患者用嘴轻轻包住托盘来获得，同时要记录前庭沟向外、向上的运动。患者需要放松保持半闭口状态，这种方法才能成功。如果能够感觉到口内组织将托盘浮起来，那么仍然存在过度延伸。这时可以用轻体硅橡胶或藻酸盐取一个诊断终印模，将显示过度延伸或延伸不足的区域。后牙弓边缘可以用擦不掉的耐高温铅笔在口内标记，如果它的位置正确，当患者在说话时（通常是发“a”音）软腭会产生共振，只有这条线的远端区域会动。这条线完全后移表明托盘应该往后放一些。一旦位置准确，位于口内的托盘就应该记录下它自身存在的过度延伸区域（那些可以打磨的区域），否则，无论是直接就位还是使用口镜，托盘的缺陷都是显而易见的。

重要的功能解剖

重要的是要将印模延伸到整个功能性前庭沟内。无凸缘或仅仅覆盖牙槽窝的全口义齿不容易建立边缘封闭，如果患者要求或需要这种设计，应该明确地警告他们无法获得吸附力。印模还应该充分地取到结节位置，不仅在水平面上，还应该向上延伸并环绕至翼上颌切迹（图15）。最后，上腭必须充分取到，没有间隙，并延伸到颤动线。这种解剖学边界通常在远端与腭中央窝相邻。对于全口义齿来说，取到软硬腭之间的连接处意味着可以在结节之间保持边缘封闭，个别托盘应进行调整，以满足这些解剖要求。

后缘

理想的情况下，义齿的后缘应该在印模中清晰地显示出来，通过印模自身清晰的边界（图15）或通过在印模上标记颤动线来确定。传统相关技术阶段包括在工作石膏模型上雕刻“丘比特弓”或后堤区，考虑跨越后腭区组织的可压缩程度。这在义齿后边缘创造了一个人造峰，它进入软组织内，便于促进边缘封闭。如果后缘未被确定，那么技师需要假想它的位置、轮廓和深度。一些临床医生会要求拿回他们的工作石膏，以便于自己雕刻后堤区。在实际工作中，也可以使用像绿色整塑蜡这样的支撑材料创建自己的后堤区（图15）。这样做的好处是可以立即评估义齿基托的稳定和固位。此外，后堤区的轮廓和深度是由患者的实际解剖来确定的。

使用藻酸盐或硅橡胶很可能一次就将所有的功能信息制取到。但是，对于复杂的病例，在教学时第一次取模，作者更愿意将其分为两个过程。

建立外围边缘的延伸

包括先用整塑蜡或腻子材料包裹边缘区域，以确保准确的功能边缘整塑。在没有使用终印模的前提下，过度延伸或延伸不足的区域可以被发现和调整。就位的程度和（对于全口义齿）边缘封闭，在开始制取终印模前评估。有关材料性能和边缘整塑的细节，请参阅第14章。

终印模

当使用硅橡胶和藻酸盐时，应在托盘上涂布粘接剂。关键是不要在托盘上放置过多的材料，否则作为一个紧密贴合的个别托盘它将失去其功能。提醒自己需要的空间，如在一个托盘里放上氧化锌丁香酚类似于在蛋糕表面涂上糖霜，而不是填满托盘里的空隙。确保覆盖整个托盘表面，包括托盘延伸区域。对于全口义齿来说，如果不能覆盖整个牙弓外缘，通常就意味着在就位时获得了边缘封闭，但过量的材料无法向整个外围流动和溢出。印模应该缓慢就位以避免不必要的静压力，确保托盘完全且均匀地就位，并反复进行边缘整塑，直到材料定型。提醒患者在此阶段保持镇静和放松，以确保充分的边缘整塑，终印模应该从一侧上颌结节处打开边缘封闭后取出，而不是随意摆动取出。这种方法可以减少造成印模变形的可能。全口义齿的工作印模应该冲洗后再重新就位，以评估固位和稳定。

局部义齿

确保局部义齿个别托盘适当延伸这仍然是很重要的。对于局部义齿来说这一点仍然经常被遗忘。游离端应同全口义齿同样处理。过度延伸和移位仍然会引起局部义齿出现严重问题。这种情况下，如果过度延伸和移位存在的话情况会更糟，过度延伸往往会导致溃疡而不是移位（甚至两者都有）。

第16章 制取下颌功能印模

Recording a lower functional impression

James Field

图16 制取下颌功能印模

托盘延伸

- 手柄直立，避免移位
- 抵达唇沟返折线，直视检查（没有唇沟意味着没有托盘延伸）
- 收缩颊侧组织
- 让患者抬舌体并伸出口外

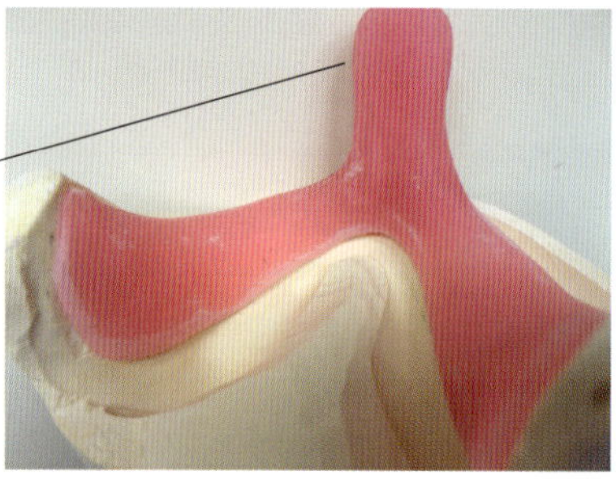

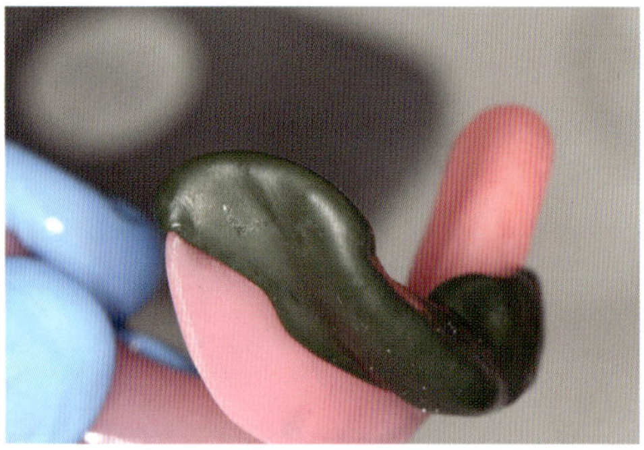

- 首先记录颊侧和唇侧——功能性边缘整塑包括发“o”音和“e”音以体现口角轴

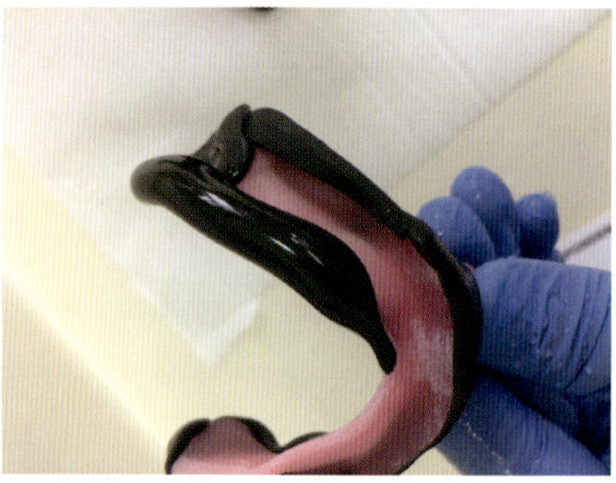

- 记录吞咽时舌体的延伸
- 通过推动手柄使舌体抬起记录舌沟

局部功能印模

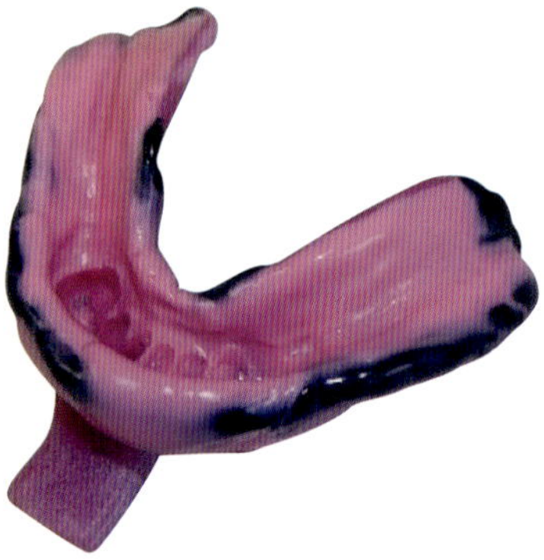

- 除了应该用藻酸盐和硅橡胶取终印模之外，同样的原则适用于下颌局部功能印模

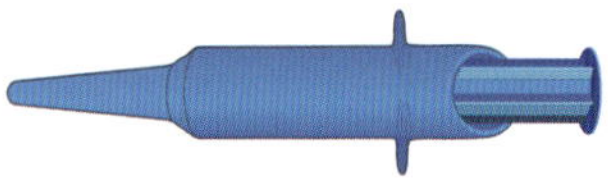

- 藻酸盐注射枪可协助将终印模材料向远端后方运送，但藻酸盐必须由托盘及其延伸部分支撑

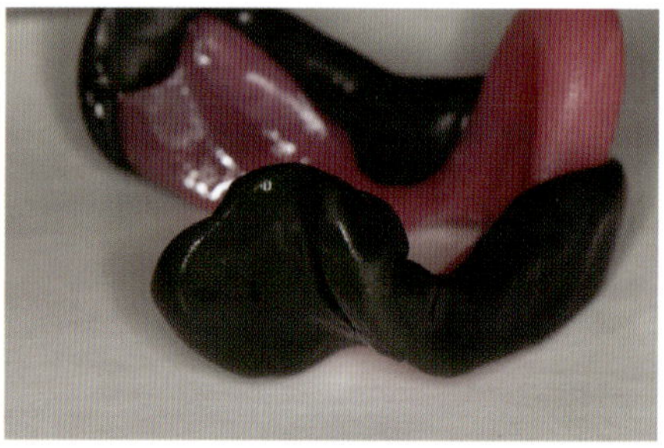

- 在取终印模前，检查托盘在口内的稳定

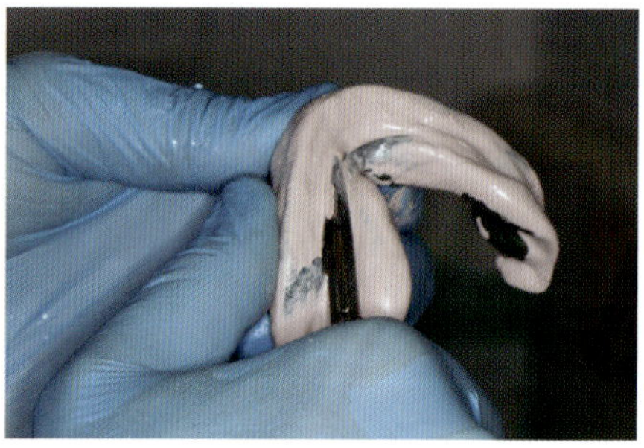

- 若使用氧化锌丁香酚材料，去除嵴上不平整的部位，防止基托伤及组织

绝大多数患者即使下颌义齿存在明显的过度延伸或者延伸不足，并且下前牙的位置也超出了中性区，他们仍想提高下颌义齿的固位。后者将在第24章进一步讨论。

检查个别托盘

正如在前一章所讨论的，托盘边界应该在就位后距离任何有限制的解剖区域有2～3mm的间隙，以保证所有局部解剖结构都能看清楚。前庭沟和后部颊侧沟可通过将托盘轻轻向外、向上旋转进入口内记录。此时患者需要在放松的状态下半闭口，这种方法才可行。不像上颌牙弓，在下方可以更容易直接看到托盘扩展延伸。如果托盘到了下颌前庭沟的全部深度，那么必须将它进行修剪。如果能感觉到组织将托盘顶起，就是存在过度延伸。应要求患者将舌体卷起到上腭，并向外侧和前方伸出。患者也可以用舌体向前推托盘手柄，激活颏舌肌。吞咽可以激活腭舌肌，但在托盘没有稳定的情况下吞咽是相当困难的，托盘的移位可能不容易被发现。当准备好记录印模边界时，最好让患者做吞咽动作。也可以用轻体硅橡胶或藻酸盐进行制取终印模，这将显示过度延伸或延伸不足的区域。

重要的功能性解剖结构

在有游离端的下颌牙弓上，印模应完全覆盖梨形垫（代表最后磨牙的瘢痕组织），并部分覆盖磨牙后垫。同样重要的是，要考虑颊肌嵌入磨牙后垫和对口角轴的影响。这些解剖学特征已在第10章进一步讨论。个别托盘应进行调整，以满足这些解剖要求。

唇沟

严重萎缩的下牙槽嵴，成品托盘加深唇沟是很常见的。如果没有注意到，将导致个别托盘被过度延伸。特别要注意这个区域的托盘延伸，不要害怕调整托盘，一直调整到功能稳定。没有沟意味着没有托盘延伸。托盘手柄可能会限制在这个区域的边缘整塑，可能会觉得需要进行修剪，以促进整个过程。

口腔后部和舌侧解剖结构

就位于严重萎缩牙槽嵴上的义齿，其前后向及旋转的稳定在很大程度上取决于远端及远端舌侧的延伸。如果个别托盘没有覆盖磨牙后垫，那么它必须在取终印模前充分延伸。想要正确记录口腔后部和远中舌侧解剖结构是需要特别的技巧，在进行制取终印模之前花一些时间做好后部的延伸是有帮助的。

托盘周围延伸范围的制取

这需要先在托盘边缘使用整塑蜡或腻子，以确保准确的功能边缘塑形。材料应依次应用到托盘的各个部分，每次重复边缘整塑的过程。这些是基于在软组织上的操作、患者的配合，或两者兼有。在下颌，由于舌体的存在，可能需要患者更多的配合。让患者发“o”音和“e”音可能会有帮助。很多时候，颊部边缘没有整塑，义齿不会延伸到这个区域。然而，同样重要的是，要确保托盘在这一区域不要过度延伸，否则会影响托盘的就位以及在牙弓内对义齿承托区的作用。

当制取口腔后部印模时，在梨形垫和磨牙后垫上放置少量边缘整塑材料是有帮助的。当托盘就位后多余的材料会从边缘溢出，此时应该将托盘后退一些，以便开始记录更细的肌肉附着和微小的下牙嵴舌侧倒凹。为了记录功能边界，应该以相同的动作重复检查托盘。

尽管在梨形垫、磨牙后垫和舌侧沟中适应性很好，但要在下颌牙弓中获得很好的边缘封闭还是很难的。

终印模

当使用硅橡胶和藻酸盐取模时，应在托盘上涂上粘接剂。在下颌无牙颌上，托盘的过载往往不那么严重。但对于部分牙列缺损有游离端时，这仍然是一个问题。同样，印模应缓慢就位，以避免不必要的静压力。确保托盘完全地、均匀地就位，并循环进行边缘整塑过程，直到材料定型。这个过程包括将舌体抬起至上腭，并向外侧和前方伸出，同时要求患者用舌体推动托盘手柄，并使其半闭口以促使吞咽。提醒患者在此阶段保持镇静和放松，以确保充分的边缘整塑。全口义齿的工作印模应冲洗并重新试戴，以评估稳定。通常，萎缩的下颌无牙颌牙槽嵴上存在一条沿牙槽嵴顶的菲薄组织。为了防止义齿“夹住”（图16），用手术刀把它切开是很有用的。稍后将进一步讨论这项技术。

局部义齿

局部义齿需要弹性印模材料（硅橡胶或藻酸盐）。不要忘记对待游离端牙槽嵴像对待全口义齿一样——过度延伸和移位仍然会造成严重的问题。藻酸盐注射器可作为向外输送藻酸盐的辅助工具，但不要忘记，如果藻酸盐没有被托盘支撑，那么当印模取出时，它很可能会变形。

第17章 纤维化条状嵴的处理

Managing fibrous ridges

James Field

图17 纤维化条状嵴的处理

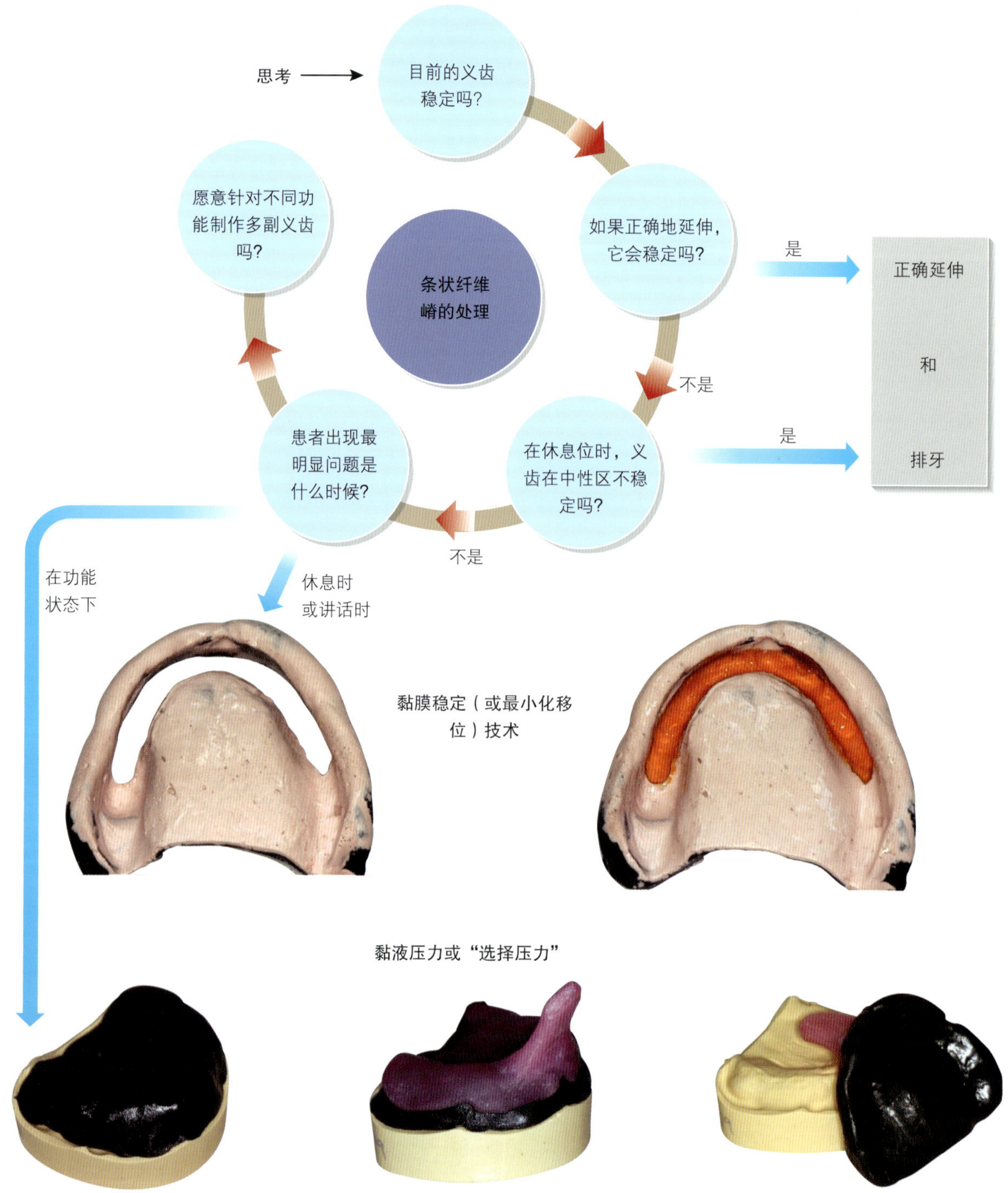

将绿色的整塑蜡铺在润湿的模型组织面上

调整个别托盘，整合整塑蜡

选择性加热边缘区和义齿承托区，避免整塑材料覆盖纤维组织有时可能会发现无牙颌牙槽嵴是可移动的或“纤维状的”，这在上颌前部区域最常见。虽然几乎没有证据表明其形成的原因，但上颌前部的纤维状嵴常与上颌无牙颌相对的天然下前牙有关。可能会听到“松软牙槽嵴”——尽管不会在患者面前使用这个词，因为在没有任何解释的情况下，这样会显得很不礼貌。

除了有可能会造成义齿不稳定外，松软牙槽嵴没有什么可担心的。在评估义齿时，重要的是检查组织活动的边界以及在义齿负重时，它会在哪个方向出现移位。同样重要的是，要让患者注意到相关的解剖结构，并告诉他们即使目前没有出现任何问题，也可能会遇到一系列潜在的问题。如果患者目前有旧义齿，那么要确保花一些时间评估它的适合度和稳定，这样就能了解到纤维组织可能会产生多大的影响。虽然松软牙槽嵴可能会影响义齿的稳定，但它不会真正影响义齿固位。有时它的存在是有益于患者的，虽然可能会引起义齿轻微移动，但如果做得好，它也不会从义齿承托区移位。

那么，怎样才能尽量减少组织移动的影响呢？对于严重的病例，局部手术可以提供一个有效的解决方案。大多数情况下，可以将有动度的组织用工作印模制取出来，但是理解以下内容也很重要：

- 目前义齿稳定吗？如果目前义齿在休息和功能时是稳定的，那么在义齿制作过程中就不需要考虑纤维组织。
- 如果不稳定，是因为延伸的问题吗？当患者有纤维化条状嵴时，通常将义齿不稳定归因于纤维嵴本身。首先要确保问题不是由义齿向前庭沟过度延伸或延伸不足，或跨越义齿承托区而产生。这将对纤维组织可能产生的影响做出更明智的判断。
- 义齿是否处于中性区以外的位置。中性区将在第24章考虑，但义齿磨光面放置是否正确将影响义齿的稳定，类似于延伸的考虑，确保不会使问题复杂化。

如果纤维化条状嵴影响了义齿的稳定，那么了解患者在什么时候问题出现最多也是同样重要的。最关键的问题应该是决定哪种方法能最有效地控制纤维化条状嵴。如果患者的义齿在休息或说话时出现不稳定，那么组织很可能会反弹对抗义齿基托，造成移位。在这种情况下，应重视纤维组织的区域，用黏膜稳定技术取模（图17）。如果患者在咀嚼过程中出现问题，那么是由于在咀嚼过程中组织受到挤压，造成移位。在这种情况下，在取印模过程中纤维组织区域应被压紧（图17）。

很明显，某些情况下，患者会受益于黏液抑制和被黏液压缩的组织，所以与患者多交流是非常重要的。患者应该理解，不可能制作一副一直保持稳定的传统义齿。在一些罕见的病例中，给患者做了2～3个在不同时间使用的义齿。除了它们与纤维组织相互作用方式不同之外，都是相同的复制品。现在将考虑用静态黏膜技术或黏膜控制技术去制取印模。

静态黏膜技术

静态印模有时候被认为是“最小移位”，必须明白，要制作一副完全不覆盖在纤维组织的义齿是很困难的。在这种情况下，应该使用最小限度扭曲纤维组织的材料作为初模材料，如藻酸盐或硅橡胶，而不是印模膏或腻子。这就意味着个别托盘已经在某种程度上体现了组织正常休息位的解剖结构。这项技术需要在工作印模托盘上开个窗，允许组织被记录而不发生挤压。这可能要求技工室在托盘上预先切出一个窗口，为了进一步精准，必须告知技师（在初印模上画出来或者画出示意图）在哪里开窗。制取印模和平时一样，在制取终印模之后材料从窗口去除，印模重新就位，然后在纤维组织周围放入静态黏膜材料如轻体硅橡胶，以恢复印模（图17）。如果使用两步法，首先建立边缘扩展，在完成边缘整塑后切割窗口是有用的，否则窗口将阻止建立边缘封闭。

黏膜控制技术

很多经典文章提到了一种选择性控制技术。在这里，初印模用黏膜压缩材料制取，如印模膏。在初模上用整塑蜡进行个别托盘的整塑，确保模型预先浸泡以防止整塑蜡黏附。冷却后，要求对整塑蜡进行加热，对除了纤维组织以外所有区域进行选择性的整塑。无论有没有终印模制取，边界正常塑形。事实上，这是一种非常具有技术敏感性的方法。根据作者的经验，用黏膜压缩材料（印模膏）记录一个初模，制作个别托盘覆盖于纤维组织区域，没有开窗也没有孔隙，然后使用一种对黏膜有轻度压缩的材料去取终印模，这是有效的方法。在这种情况下，氧化锌丁香酚由于没有间隙而表现出黏膜的压缩性。

无论如何，记录咬合关系需要一个恒基板，这也意味着可以更快地判断所选的印模技术是否合适，以确保方案更加准确。

第18章 义齿基托

Denture bases

James Field

图18 义齿基托

全口义齿初模型（左）和工作模型（右）的比较。注意沟的宽度、深度及清晰度的不同

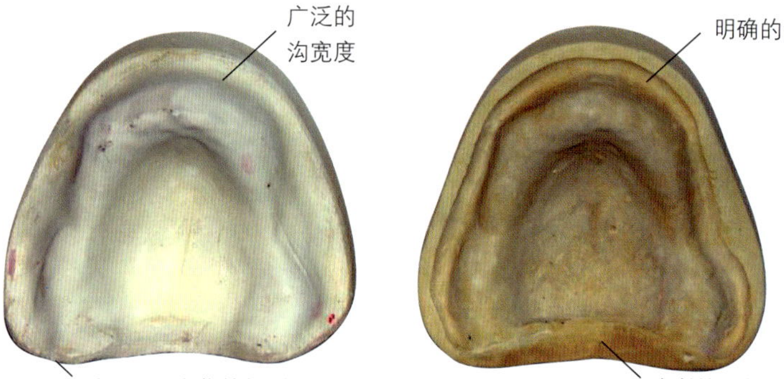

恒基托的优势

- 能够清晰地检查舒适度、稳定和固位
- 能够使软组织出现明确的永久性改变
- 记录腭部关系时更加稳定和准确
- 能够去除基托底部蜡，且不发生变形和坍塌

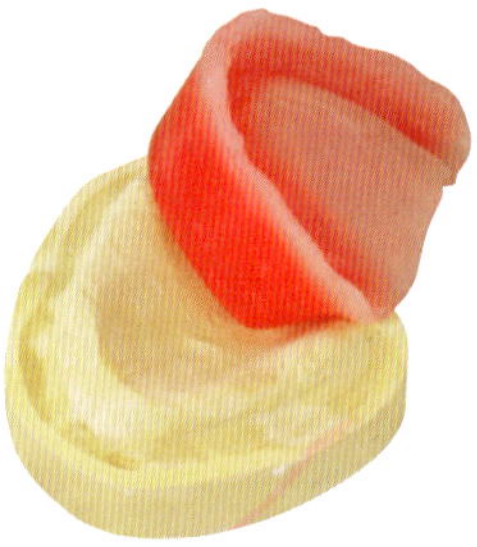

临时基托的优势

- 避免基托末端接触
- 能够在主模型刻绘后堤区
- 当牙弓间空间不足时，具有更大的灵活性

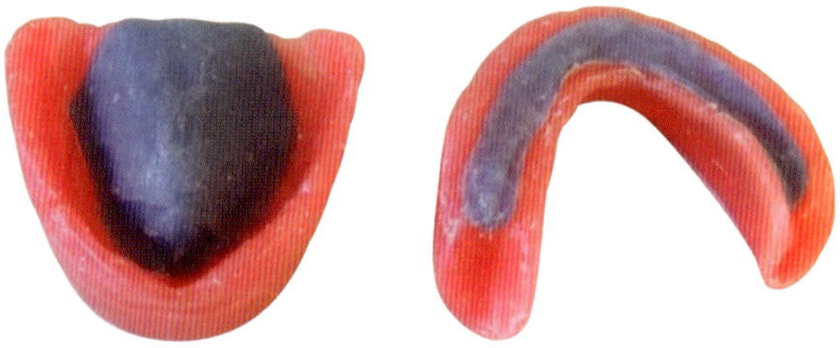

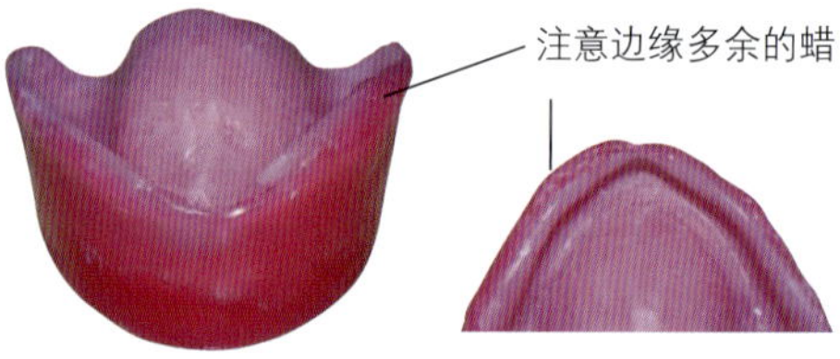

- 恒基托上多余的蜡应该修剪掉，防止移位和错误的组织支撑

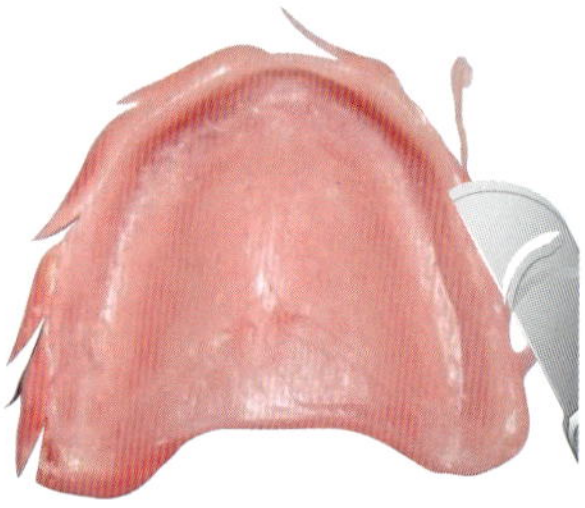

修剪周围多余的蜡，有时候这一步很重要

- 在临时基托上，多余的蜡在延伸处被去除，当义齿处理完成时，会再次出现

可被替代的基托而不是钴铬合金

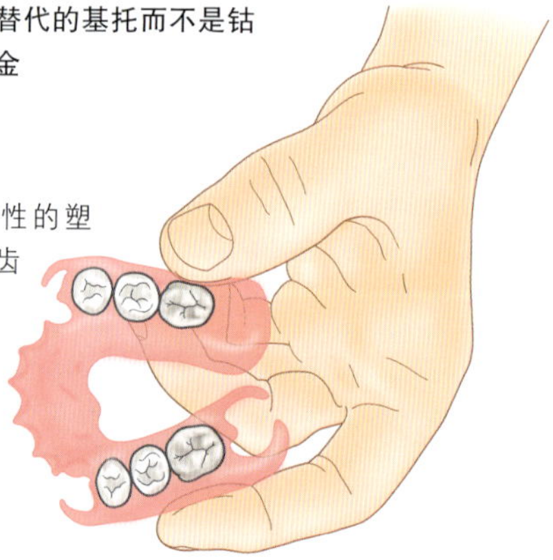

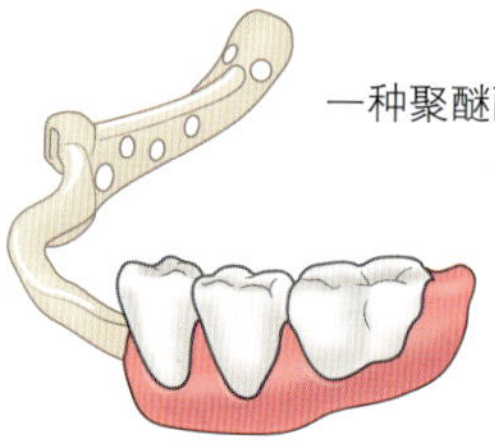

义齿组织面取决于制取的主印模（或工作印模）。在某些情况下，虽然可以通过适合的成品托盘获得非常清晰的功能性印模，但通常情况下，终印模功能性解剖形态要比初模详细得多（图18）；同时还要注意前庭沟的清晰度、深度和宽度的差异。如果习惯在个别托盘取模的同时记录咬合，那么这种差异就变得更明显；出于节约时间考虑，经常看到咬合关系记录和制取主印模同时进行。那么问题是，当在初模型上制作咬合记录后放置在工作模型上，以记录咬合关系。很多技师会说，他们不喜欢这种方法，因为他们发现几乎不可能准确地将咬合记录复位到模型上。出于准确性和长期稳定的考虑，建议在工作模型上制作咬合记录。对于钴铬合金的局部义齿来说，这从来都不是一个问题，因为在支架上蜡和浇铸之前，必须先做工作模型。一旦可以试戴，金属支架上无牙区域将附带蜡块准备记录咬合关系。

各种义齿基托

对于局部义齿的制作，使用临时义齿基托进行记录关系和试戴是最方便的。然而，对于全口义齿，可以考虑要求把咬合记录蜡块制作在永久基托上，下面讨论每种方法的优点。

丙烯酸树脂基托

在这类情况下，咬合记录在终印模的恒基板上制作，因为丙烯酸树脂的天然刚性，固化后复位在工作模型上时容易破损或断裂，所以在工作模型上制作时要提前注意一下倒凹。既然基板已经制作好了，除非要利用稳定的、可靠的咬合关系上犄架之外，预留的模型也意义不大了。使用永久全口义齿基托的优点包括：

- 提供一个更稳定的记录区域，因此能更准确地记录咬合关系。
- 在试戴之前，提供了一个机会去明确检查完成的义齿基托的舒适度、适应性、稳定和固位。
- 允许在没有咬合记录塌陷风险下彻底清除蜡。
- 在制作的余下过程中将保留恒基托的变化。
- 不太需要保护工作模型，因为它们会伴随着技工室工作来回传递。

值得注意的是，如何将咬合蜡添加到义齿基托上——唇部的支撑应该只来源于牙冠。在义齿边缘堆积大量的蜡是没有必要的，这无疑会损害前庭沟的适合性和边缘封闭性。这些多余的蜡应该在基托放置到口腔之前修剪掉（图18）。蜡块下面用永久丙烯酸树脂基托会更容易控制。在某些情况下，也可能需要扩大或进一步延伸义齿基托。如果注意到不对称性或缺乏充分延伸，就可能发生这种情况。永久基托使用印模膏或整塑蜡相对容易扩展，不伴有基托老化。众所周知，如果有可能的话，临时基托要稳定地延伸是很困难的。在任何情况下，如果需要对基托进行修改，保留终印模，从而保留完整的细节，直到试戴后效果满意为止。此时，应从组织面去除倒凹，并使用闭口取模技术进行终模型制备（让患者上下颌逐渐合上至牙尖交错位）。在使用永久基托进行关系记录和试戴时，可能需要在提前半小时左右要求患者取下旧义齿，在复诊之前让组织回弹。虽然印模具有一定的固位，但在刚开始放入恒基托的时候似乎失去了固位，不要惊慌。在排除产生问题的原因之前，要耐心、冷静、安心。

临时基托

临时基托可以完全由蜡制作而成，有时辅助一根不锈钢弓丝加强。这对于记录局部义齿咬合关系非常适合。或者，临时基托可以由胶托树脂或光固化丙烯酸树脂制作，与蜡边缘相连接。但是，在调整临时基托的时候往往会发生变形。如果需要在临时基托上更改咬合记录，首先要确保将其放回工作模型中，以便在修改它时能够得到支撑。

使用临时全口义齿基托的优点包括：

- 在记录咬合关系过程中可以避免或方便管理基托末端接触。
- 在基托被确定之前，可以在椅旁主模型上刻绘自定义的后堤区。
- 牙弓空间有限时，灵活性更强。

临时基托的主要缺点包括缺乏固位，无法在不返回前一个阶段并获得一个新的工作印模的情况下对基托进行修改。

可选择的义齿基托材料

丙烯酸树脂和钴铬合金的替代品似乎没有推广——随着3D打印及激光烧结技术的进一步发展，将看到更多这样的创新。由尼龙塑料制成的弹性义齿已经有一段时间了，但应用于局部义齿上应该谨慎，主要因为弹性义齿基托无法从软硬组织中获得横跨整个牙弓的支撑。由于它易弯曲，当出现不同的负载时，在基牙上会产生过大的扭力。支托和卡环的作用方式并不相同，使用的是传统的钴铬合金设计原则来制作支架。尽管聚醚醚酮和聚酮酮碱材料的柔韧性是钴铬合金的10倍，且不能用于菲薄的软组织上，但它们仍有一定的应用前景。写到此时，作者建议谨慎使用这些材料，直到有进一步的临床证据证明它们是有利于口腔健康的。

第19章 记录上下颌咬合关系

Recording the maxillo-mandibular relationship

James Field

图19　记录上下颌咬合关系

局部义齿

维持现有的牙齿接触

改变牙尖交错位置

现有牙齿无接触

• 调整记录块，使其不影响牙齿的接触

• 调整记录块，使其获得均匀的垂直距离。在需要的地方，将记录块与天然牙相对的位置切出槽口

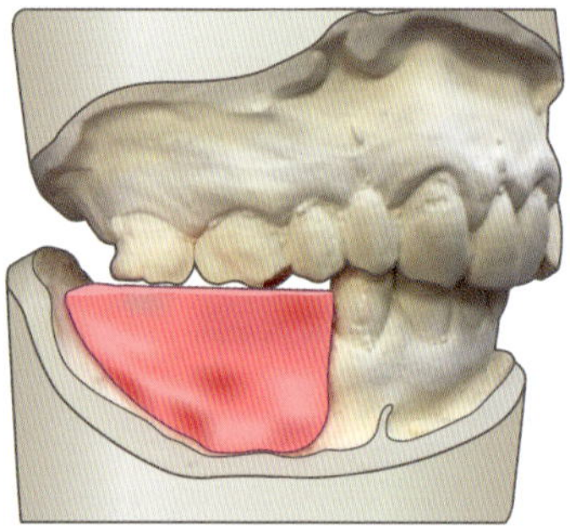

• 调整记录块，使其不影响牙齿的接触

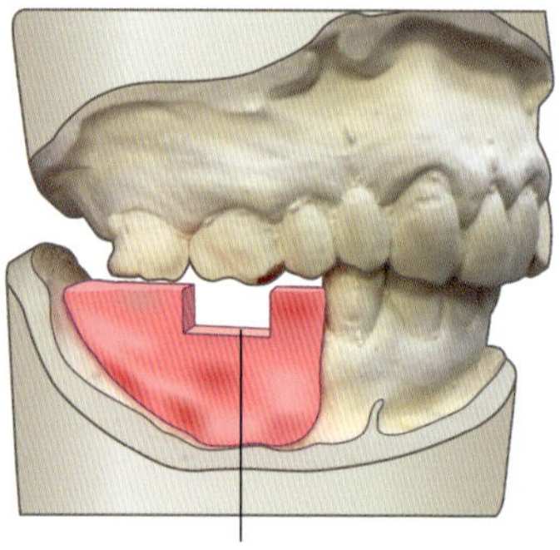

• 在对应的位置切除缺口

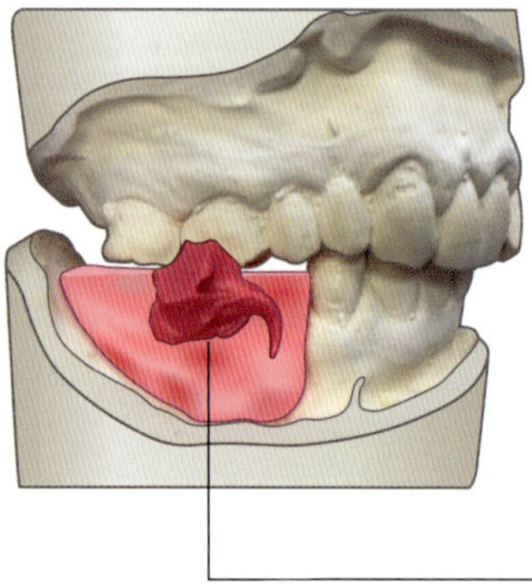

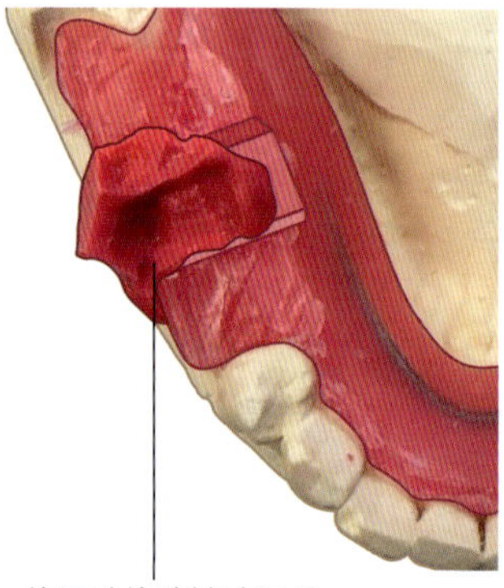

• 使用硅橡胶被动记录

无牙颌

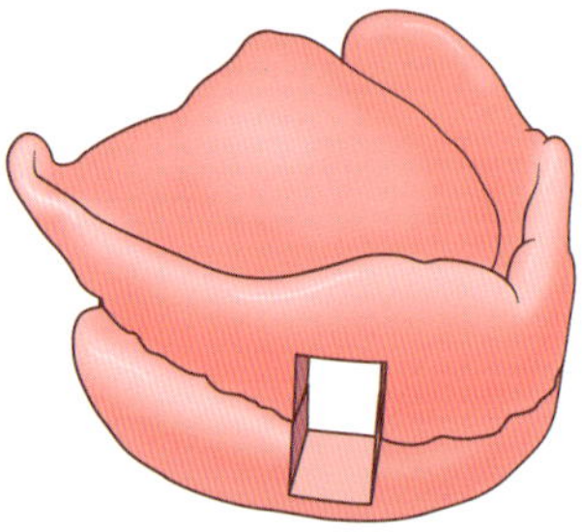

在记录块对应的位置切出切口

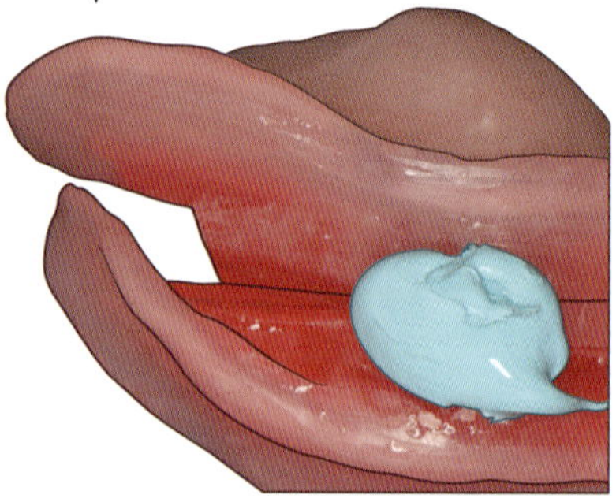

让患者在后退闭口弧上闭口，直到出现第一个接触点，然后用硅橡胶被动记录

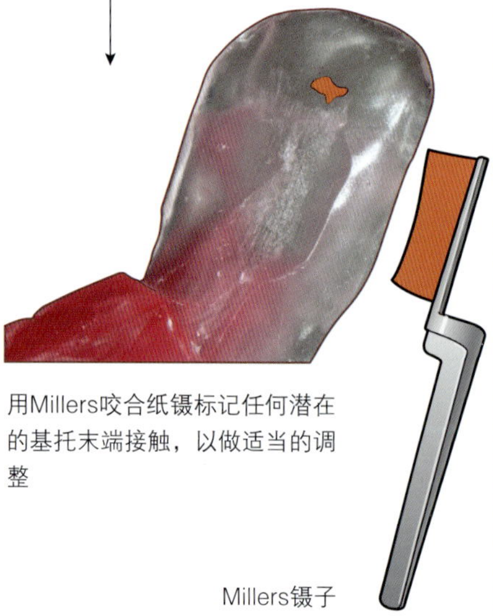

用Millers咬合纸镊标记任何潜在的基托末端接触，以做适当的调整

Millers镊子

记录颌位关系一词常用于包括上下颌牙弓之间的关系记录和义齿放置的位置。实际上，这是两个完全不同的过程，应该相互独立的执行。上下颌牙齿的放置分别在第20章～第22章中讨论。本章将讨论实际记录上下颌关系的基础部分。

义齿基托

第18章讨论了在全口义齿记录颌位关系阶段使用横基板（永久性基托）的优点。基托越稳定，记录的过程就越准确可靠。这也是一次对义齿基托做一些必要修改的机会，以改善舒适度、适合度以及延伸度。除非有新的工作印模，否则对临时基托的修改将容易出错。局部义齿咬合记录块通常由临时基托提供，如果出现固位问题，使用一些粘接剂来稳固义齿基托很有帮助。

牙齿缺失患者的天然牙接触

在这个阶段，也应该描述患者的咬合垂直距离，这将在第23章进一步讨论。然而，需要重点强调的是，如果工作区域存在牙齿接触，那么这将使记录上下牙列之间关系的过程变得更简单，更容易验证。每个记录块应在口内独立调整，以确保自然接触。记录块应作为一种用于更准确记录方法的载体，如硅橡胶；患者不应该直接用自己的牙齿咬蜡。唯一可以明显注意到的接触应该是位于天然牙之间。患者应该放松，整个过程是被动的。这将确保获得准确和可复制的结果。下面描述准确记录这一关系的过程。

颌位记录材料

如前所述，记录块应作为记录方法中的一种载体（如硅橡胶）。通过在记录块上刻出有深度可保留的凹槽，记录膏可以被动地引入到空白区域，并记录对颌表面的细节，然后拆解后消毒，并重新组合。最好在消毒和患者离开椅位前测试拆卸和重装，否则很难重新定位。需要重复进行这一步。没必要在整个牙弓周围打一层薄薄的咬合记录材料——这将干扰咬合关系并可能产生滑动。相反，应该在牙弓周围选择3~4个点，以确保模型在重新就位的时候至少具有三点的稳定性而减少晃动。硅橡胶的一个局限性是，它往往比藻酸盐取到更多的对颌自然牙列的细节，因此当模型配对在一起时，会出现咬合记录干扰。为了克服这一点，在硅橡胶记录模型上记录的微小裂缝可以用手术刀切除。也可以在记录之前将梳理蜡涂抹到天然牙的咬合裂隙中。这样，微小的细节是不会复制在硅橡胶中——只有牙尖的小技巧，这一步很重要。

加热咬合蜡让患者咬是不可靠的，这种关系往往是不可复制的。此外，加热蜡表面可以改变咬合关系和曲解技师放置牙齿的位置描述。

一个被动的过程

记录的过程越被动，结果就越准确。患者应该完全放松，并倾斜到45° 左右。轻轻拍一下患者的肩膀并鼓励患者放松，让他们在放松的时候感觉到他们的下颏向后下垂，你自己试着这样做：在向前看的同时，靠近并离开牙尖交错位，然后将头慢慢向后倾斜，感觉下颏向后移动，慢慢地闭口——大多数有天然牙的人会在牙弓后退结束时感到早接触。虽然通常用双手操作来辅助患者进入这个弧，但通常是没有必要的，事实上，这样会导致不准确。如果花点时间来解释想要达到的效果，实际上对患者自己获得准确的记录是非常有帮助的。问题是很多医生把这个过程描述为咬牙阶段，这使患者误解了他们应该干什么。患者应慢慢闭口，直到感觉到有东西接触，然后停止。这可能是有意的接触，但也可能是存在异常接触或义齿基托末端接触。如果患者能够理解和配合，这可能是一个非常具有诊断价值的过程。

操作程序

当准备好后，患者也清楚了整个过程，准备好记录咬合记录，就位记录块。让患者被动地闭口直到他们感觉到有接触，检查这是可复制的，并在预期的位置。在与记录块接触后，用注射器将定位膏注射到记录块的空隙中，以用来记录对颌。同时记录所有部分。重要的是在记录膏凝结的时间内控制患者下颌的位置，不要离开患者去处理其他事情。

检查咬合记录

除了能够拆卸和重组记录，还应该检查接触的义齿基托间的关系，如果它们是相对的或在主模型上存在末端接触的情况，通常是可以调整的。义齿基托之间末端接触应该被调整（通常通过调整基托或增加咬合垂直高度）并重新记录。如果怀疑末端接触，可以在基托之间放入一些GHM咬合纸并要求患者咬合，或者用少量的记录膏进行同样的操作，可以清晰地看到两个基托的接触，然后进行调整（图19）。

第20章

确定上颌蜡型

Prescribing the upper wax contour

James Field

图20 确定上颌蜡型

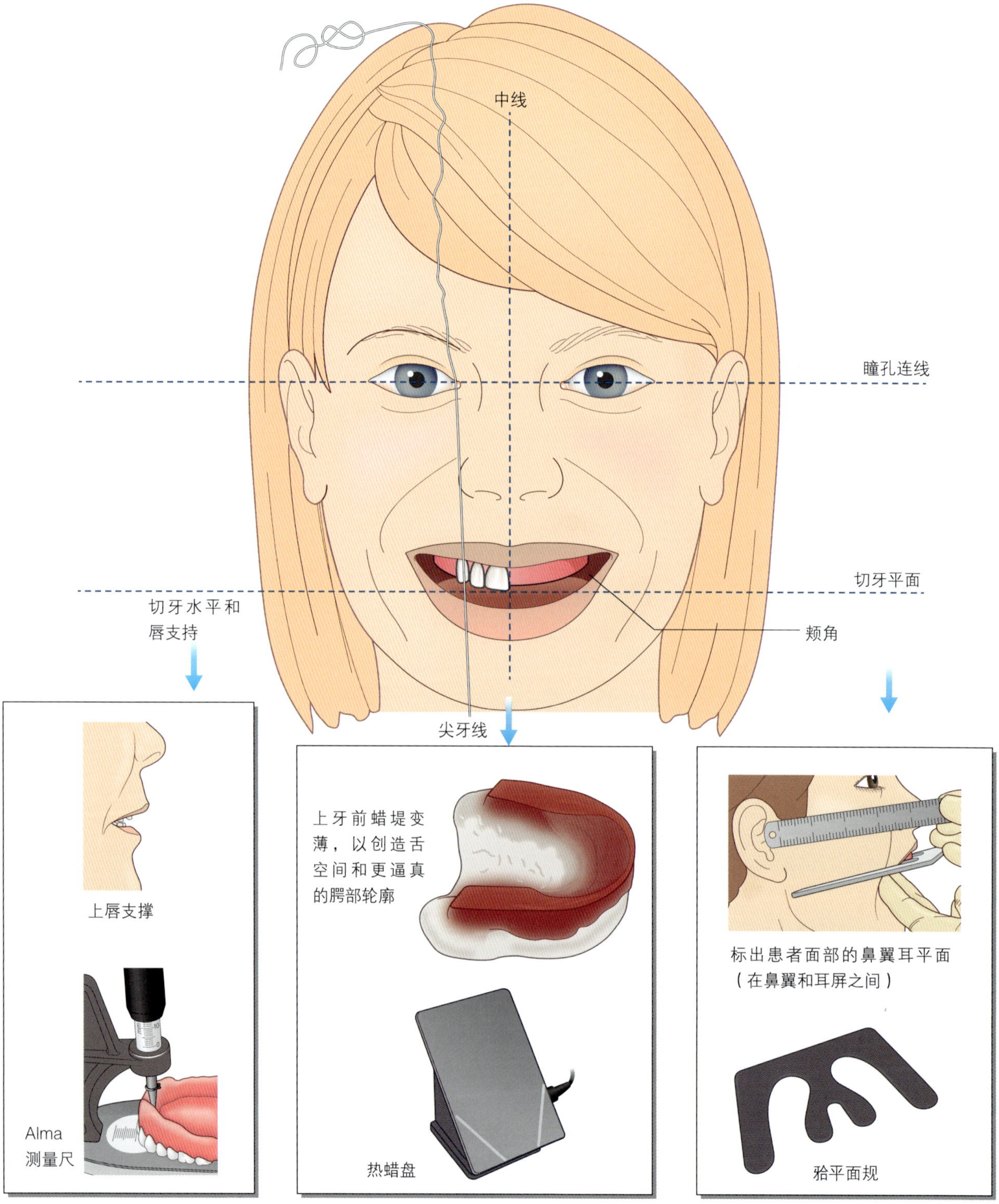

在这个阶段，重新考虑最初设计的治疗方案是很重要的。除非现存的天然牙能指导人工牙的排列，否则要有一定的美学基础；应该清楚地知道希望达到的特殊美学和咬合上的特征。在进入这一临床阶段之前，必须试戴恒基板，并使其达到舒适稳定的状态，对咬合记录所有的修改都要非常的小心和谨慎。粗糙的蜡堤会使技师很难明白医生所描述的特征，而且还会影响其与上唇的关系。通常在试戴的时候，会发现切牙水平面过高（导致切牙暴露不足），这通常是由嘴唇在精细的蜡堤和光滑的义齿上比在粗糙的蜡块上包裹得更多。

上颌蜡堤应该具备一些特征（图20），并随后进行详细的描述。一般来说，基于美学来确定上前牙的位置是可行的。

使用旧义齿作为参考

Alma测量尺是一种很好的工具，可以节省大量的椅旁时间。该仪器需要使用切牙乳头作为统一的标志点，以测量上颌义齿提供的唇部支持量（水平读数）和切牙平面（垂直读数）。也可以通过对旧义齿的测量来帮助制订方案，也可以告诉技师嘴唇的支撑程度和希望蜡堤上切牙处于什么位置，这样可以节省大量的临床时间。否则，将花大量时间去添加或去除蜡，这一部分将在第27章讨论。

唇的支持

密切关注蜡边缘，确保蜡不会一直延伸到义齿的边缘。这种延伸是不必要的，它会损害边缘封闭（对于全口义齿来说），并且会对上唇提供错误软组织支持，导致上唇人中部位的组织出现卷曲。如果义齿基托延伸太厚，这也有可能发生，如果发生这种情况，制作之前可以调整恒基板。使用临时基板时要小心，因为这些调整的信息可能会在加工前丢失，并导致在适合阶段嘴唇的支持改变。记住唇部的支撑只来源于牙冠，可以通过添加或去除部分蜡，来改善唇部外形。只需要将1cm高的一段蜡条添加到蜡堤上的切牙区域或取下。患者能清楚地知道是否想要改变嘴唇的支撑度，通常希望上唇和鼻尖形成的角度应该在90°左右，这是一个很好的起点（图20）。然而，总要提醒患者的是，在美学、稳定和发音之间存在着敏感的相互作用，明显地增加唇部的支持可能会导致义齿的功能不稳定，因为它失去了与上颌无牙嵴的直接联系，而上颌的牙槽嵴是义齿获得支撑的基础。

切牙平面和鼻翼耳平面

咬合平面规可以用来评估切牙平面和鼻翼耳平面（咬合面应与之平行），描述切牙平面似乎很简单，但有时不对称的面部解剖结构会给这一过程带来挑战。大多数情况下，倾向于规定切牙平面平行于瞳孔间的连线。然而，嘴唇自身、鼻子甚至耳朵都可以作为参考点。如有疑问，可以先评估旧义齿切牙平行的平面，然后将旧义齿取出。用电热板最容易调整蜡堤，它可以提供了一个平坦的表面。随着年龄的增长，切牙的长度会发生变化，通常认为在唇齿摩擦时（如发“f”音时），切牙的切缘会接触下唇。

在早期检查鼻翼耳平面（前后位平面）是一个好主意，这样就已经了解到可能需要如何进行蜡堤的调整。例如，如果要提高切牙平面，为了矫正鼻翼耳平面需要去除之前的蜡。二者可以同时修改。如果不考虑这一点，可能需要沿着整个蜡堤去除蜡，只需要在一个特定的区域放置蜡。用这种方法加蜡比用热板平整咬合平面要困难许多。如有疑问，只需要先矫正咬合平面，然后再矫正切牙平面。至少用这种方法，可以在整个蜡堤上以相同的厚度去除或添加蜡。

颊廊

颊廊的描述常常被忽略，结果上牙有时看起来不太饱满。虽然上颌蜡堤的牙齿应位于牙槽嵴上方，以获得最大限度的稳定，但上牙在功能时不会自然接触颊黏膜。让别人给你一个大大的笑容会注意到在牙齿的颊面和颊黏膜之间的这些空间被称为颊廊。不关注它们会导致发音问题以及咬颊。根据经验，把牙齿放在无牙颌牙槽嵴上，如果没有颊廊，将蜡堤倾斜到热板上使蜡块边缘成斜面。这会将颊面向内收，分离部分的颊侧空间。

其他有用的标记

一旦已经完成了对参考平面的改变，重要的是用蜡刀清楚标记中线和高位笑线。标记尖牙的预估位置也是有用的，这将在第22章进一步讨论。

舌间隙和发音评估

一旦确定了唇部支撑，就需要削掉蜡块腭部的轮廓，以获得预期的牙齿轮廓（图20），1cm厚的蜡堤边缘会严重限制舌体运动，导致移位，很难评估发音。

第21章 确定下颌蜡型

Prescribing the lower wax contour

James Field

图21　确定下颌蜡型

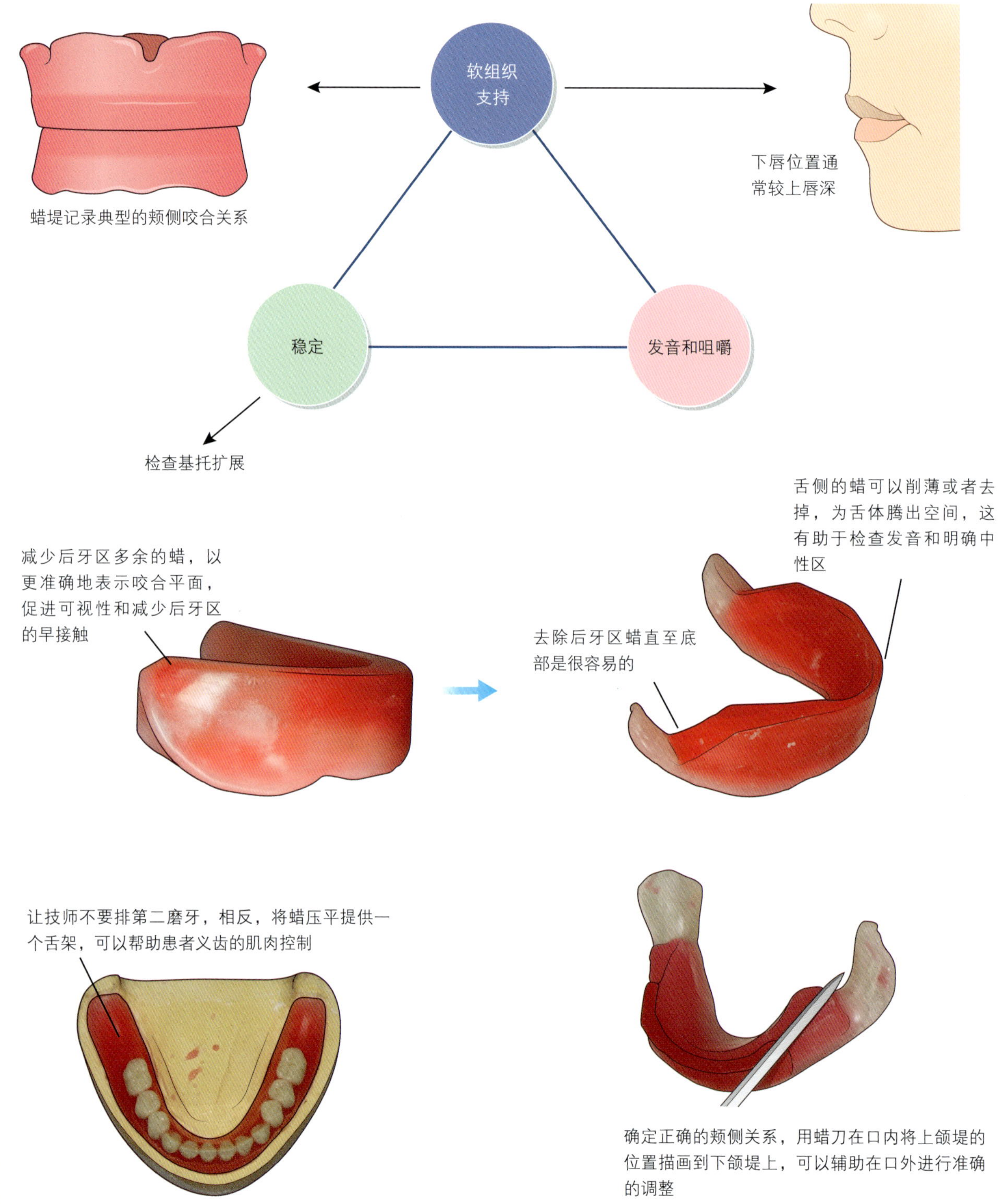

上一章描述了如何根据在美学和面部支持的基础上对上颌蜡堤进行调整，但是下颌牙槽嵴萎缩或者无牙颌，往往将稳定和中立区作为确定下牙蜡堤的主要因素。这个阶段要再一次提醒患者美学、稳定和发音之间的相互作用。在确定之前，检查下颌牙弓基托是否过度延伸尤为重要，尤其是唇侧的。当站在患者面前，唇部组织可以完全反映出基板直接延伸是否合适。

当咬合平面不一致时，通常会制作比较低的咬合记录蜡堤；这时，常以远端基托延伸最适位作为参考，所以后牙区会比较高。但是通常这个平面并不正确，所以去除后牙区蜡堤的三角区域可以帮助保持后面的部分，以及它与上颌蜡堤间的关系。同时，也提高了对蜡堤的修改效率。

对于全口义齿，需要使用永久基托，不仅为了确保最大限度的稳定，也可以改变基托去改善过度延伸，避免上下基托末端接触或去除部分蜡堤建立中性区。如果打算在咬合阶段制取中性区印模，需要将降低的前牙部分蜡基托边缘恢复出来，这叫作“Manchester”边缘，该边缘非常容易修整，但是不要忽略了在修整边缘时要参考下前牙的位置。对于部分牙列缺损，特别是下前牙1/6缺失，会发现蜡堤很容易变形并从大的蜡堤上脱离。其实，并不需要太担心，邻牙会给缺失牙的修复提供信息，小的咬合记录也不可能去帮助记录精确的咬合关系。与上颌牙弓相似，下颌天然牙的存在可能会决定牙弓形态和咬合平面。下颌天然的下前牙正对着上颌无牙嵴，重要的是需要重新检查上颌牙弓蜡块并从腭部削去蜡，以便容纳下前牙（形成覆殆关系）。为了获得合适的咬合垂直距离，同时考虑切牙关系是很有必要的。

关于舌体

影响下颌义齿稳定的因素除了在黏膜处的延伸和中性区之外，还有舌体。对于那些不习惯佩戴旧下颌义齿的患者来说是非常麻烦的。作为肌肉，当舌体被动地占据额外的空间时，舌体会变得难以控制，变得不会发音。当确定下牙位置的时候，尤其是全口义齿，要注意如何重新训练舌体来帮助控制下颌义齿。这需要患者有一定程度的毅力，但也要考虑把蜡堤的舌面向远中压平，以便提供一个可以让舌体休息的架子，帮助稳定义齿。也可以考虑磨低下颌第二磨牙，这样可以进一步增加舌体的可用空间，以帮助稳定义齿基托。

唇部支持

同样，只需要在切牙平面的蜡块上添加或去除一大段约1cm高的蜡。在Ⅰ类骨骼基托上，通常期望下唇位于上唇的深部（图21）。在前后方向上要注意下颌蜡块的稳定，这就意味着，为了兼顾到下唇和颏肌的活动，要明显地减少唇部的支持。

切牙水平和殆平面

一旦下颌蜡堤前后稳定，就要确保在闭合时，下颌蜡堤和上颌蜡堤同时接触。在这个时候不要担心最后的咬合垂直距离，只要确保上下颌有接触。通过使用加热板保持各个蜡块的咬合平面是平的。同时，要非常仔细地观察滑动现象，观察这种情况是很重要的，以确保做出必要的调整。在出现滑动之后记录蜡堤之间的关系就毫无意义且不准确的。患者应慢慢地被动地闭合，直到他们感觉到有某些东西接触上。这样的目的是为了让蜡块均匀地接触，但如果他们突然停止，那么就发现了一个早接触的部位，要么是在义齿基托的后部之间，要么是在一个或两个表面不平整的蜡堤之间。

颊侧关系

下牙最稳定的咀嚼位置是在牙槽嵴上方。然而，考虑其与上牙之间的关系也是很重要的；通常，为了有效地支撑软组织和防止颊部咬伤，会希望上牙能覆盖下牙的颊面。使用蜡刀在口内将上颊轮廓定位到下颌蜡堤上是很有用的，以帮助进行必要的调整。

垂直距离、舌体空间和发音

最终的垂直尺寸是指上颌蜡堤切牙的功能平面、上颌后牙咬合平面以及下颌蜡堤补偿平面之间的高度。在下颌，通常希望在说话时切牙切缘是可见的，而舌体在休息时高于下颌殆平面，垂直距离将在第23章更详细地讨论。

一旦已经大致确定了下颌蜡堤，就可以修剪出舌体的位置，以重塑预期的牙列轮廓。1cm厚的蜡堤边缘会严重限制舌体，导致移位，并使发音评估很困难。在这一点上，上下蜡堤应该在解剖学上与预期的牙齿尺寸相似，这是测试蜡堤发音功能的最佳机会，要特别注意“s”音和“f”音。吹口哨的声音表明发音空间受到限制，而空心的“s”音表明发音息止殆间隙空间过大。

第22章 选牙和排牙

Tooth selection and arrangement

James Field

图22 选牙和排牙

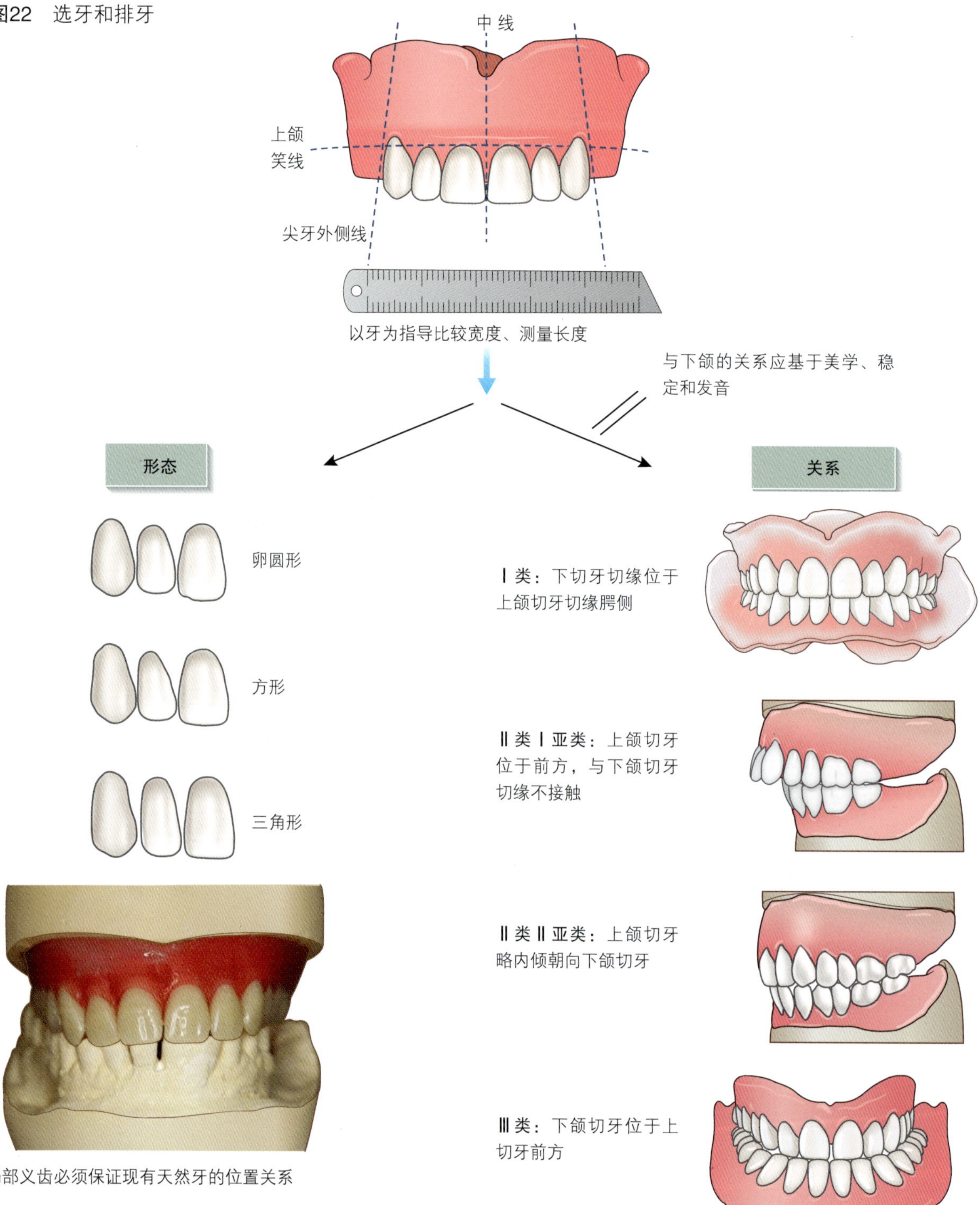

始终要考虑切牙关系，并保持与技师交流想法。考虑到上颌区的美观性和下颌区的稳定。一般来说，这会使切牙关系与患者之前的切牙关系相似

前几章已经大篇幅讨论了关于基于软组织支持和稳定上下颌区域的内容。虽然这两种特性都可以由蜡堤单独完成，但重要的是要记住，蜡堤的外部表面实际上是准备排牙的位置。因此，本章阐述如何选择，以及如何排牙。

在治疗开始前，应该对患者的美观需求和要求进行评估。因此，在这个阶段仔细地重新审视治疗计划是很重要的。患者时常无法或难以表达他们对美学的诉求。在计划阶段花点时间来设计牙齿的排列和位置。患者想要他们新的义齿复制他们之前自然牙齿排列吗？如果是，他们有照片可以分享吗？提示患者询问他们是否喜欢牙齿之间留有缝隙，或牙齿的重叠关系（覆𬌗、覆盖和交错排列）。显然，在天然牙存在的地方，特别是在多个缺牙间隙时，设计在很大程度上取决于现有天然牙的位置、形状和色度。

在没有任何其他有用信息的情况下，可以使用生物性引导作为起点来设计牙齿排列。一个光滑和边界明确的蜡堤（图22）将有助于这一过程，确保技师能够清楚地看到参考线。

生物学标记

第20章的图解展示了牙齿排列的主要生物学标记。这些包括：

- 中线（应该与嘴唇或鼻子的中央区相对应）。
- 高笑线（用于确定义齿颈缘位置）。
- 尖牙线（应该位于穿过内眦角和鼻翼的平面上）。这可以用一根牙线来确定。

尽管缺乏相关的临床证据，但是还有一些其他的解剖特征与理想的排牙位置有关。如果感兴趣，推荐进一步阅读，以深入探索这些概念。首要的原则是美观、稳定和发音之间的相互关系。

人工牙形态

义齿人工牙模型种类繁多，主要围绕4个主要形状：长方形、三角形、卵圆形和正方形。通常建议人工牙形态的分类与患者的面部轮廓基本一致，但就作者的经验来看它们通常相关性不大。最重要的是考虑患者的愿望和期望。上下蜡堤的关系也可以帮助设计特定的牙齿外形。作者倾向于切牙Ⅱ类Ⅰ亚类中使用三角形牙齿，这样看起来更自然，而卵圆形牙齿则适合Ⅱ类Ⅱ亚类。如果不能决定，试着先将上前牙排好。一旦想花费一些时间在椅旁做这些，可能要有一个记录咬合关系的蜡堤模型返回到这里。虽然这需要花费一段时间，但是可以节省额外的复诊，特别是如果患者不喜欢医生选择的牙齿。这些工作通常会从患者那里得到更多有用的想法或建议。当然，如果患者满意他们现有的排牙，那么可以用托盘给当前的义齿取一个藻酸盐印模，以便技师复制。无论发生什么，给技师一些提示都是有用的，这将帮助他们选择合适的人工牙。技师经常告诉作者，他们在排牙时被要求试戴，但他们甚至不知道患者的性别。显然，能提供的信息越多越好。

人工牙大小

虽然有许多形态各异的人工牙，但是大多数厂商仍会提供更多特殊的人工牙，这很大程度上与人工牙的大小有关。如果能预估出人工牙的大小，这对技师是会很有帮助。大多数情况下，在牙弓图上可以得到尖牙远端表面之间牙弓的长度（图22）。一旦可以确定尖牙线，这就可以用一个软尺测量。人们常说中切牙的宽度应与人中部的宽度相对应。可是，这是一个相当笼统的说法，事实上，如果要求技师排牙紧凑或有间隔，那么很多测量都是徒劳无用的。主要原因是已经在蜡堤上描绘了必要的解剖线。

牙齿的颜色和特征

患者应该直接参与确定人工牙的颜色。对于全口义齿或者有较大面积的前牙基托，这个过程比较容易，因为这允许涉及的色泽有一定程度的均匀性。多个缺牙区，在不同的外观的天然牙限制的情况下，选择人工牙的颜色是复杂的。事实上，针对设计可摘局部义齿时，人工牙的特征并没有限制，只要有一定的时间和技术，就有可能制造出色泽逼真的义齿。

其他考量

随年龄变化的美学因素还包括切缘平面的改变，即休息和说话时露出的切牙量。一般来说，随着年龄的增长，切牙的暴露量会减少，面部的色调也会降低，前牙会越来越多地隐藏在上唇后面。对于全口义齿，或大的前牙缺牙区，削掉腭侧和舌侧的蜡堤块，可以观察到设计的切牙关系，它会使覆𬌗覆盖更加明显。但是，要确保向技师解释希望他们建立的是哪种切牙关系，否则，牙齿被返回佩戴时是常见的是Ⅰ类切牙关系。

第23章 咬合距离和咬合设计

Occlusal dimensions and occlusal schemes

James Field

图23　咬合距离和咬合设计

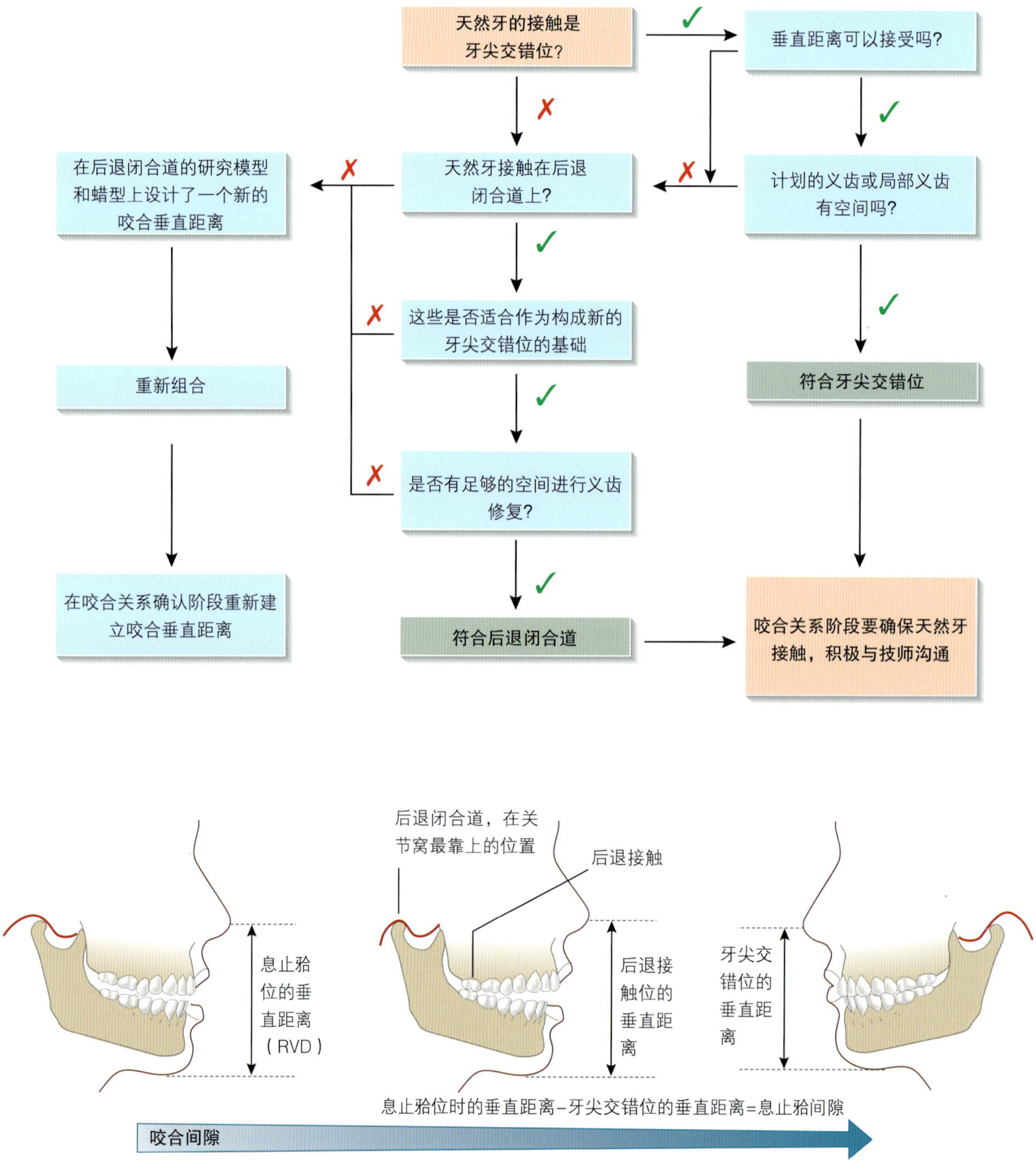

与在牙尖交错位获得的垂直距离相比，后退接触位会导致垂直距离增加

本章旨在强调与可摘义齿相关咬合的几个重要方面。全口义齿的咬合垂直距离（OVD）相对比较容易理解（图23）。休息位时，患者的牙齿之间应该有一定的“息止𬌗间隙”（FWS）。𬌗间隙（freeway space）：下颌姿势位时，上下牙均无接触，上下颌牙齿之间从前向后有一个楔形间隙，为2～4mm，称为𬌗间隙或息止𬌗间隙。患者现有的息止𬌗间距离可以通过Willis 测量尺测量鼻尖到颏底的距离，根据图23所示的公式，用静息时的垂直距离减去牙尖交错位的垂直距离。卡尺也可以用来测量鼻尖到颏底之间的距离。很多因素都会影响得到的结果（尤其是当患者留着大胡须！），所以记住整个过程只是一个参考。确定是否有充足的“发音空间”是另一个有用的过程，这依赖于对患者能够重复发出声音的定性评估，而不是对于他们面部高度的定量评估。只要可以，作者更喜欢两种方法一起使用。

维持或重建

在完成对部分牙列缺损患者的牙齿评估后，治疗计划必须包括是否改变现有的咬合关系（重新调整），或维持（保持一致）的决定。流程图（图23）将帮助完成这个决策过程。这在很大程度上取决于患者是否有天然的牙齿接触，以及他们的咬合是否在一个合适的咬合垂直距离。如果没有天然牙的接触，无论是在牙尖交错位（ICP）还是在后退闭合道（RAC）上，这个过程实际上非常简单，包括在重组阶段咬合垂直距离的确定。当然，这也可以通过在固定的研究模型上使用诊断蜡型来设计。在某些情况下，尽管有稳定的天然牙接触，可能仍然需要增加垂直距离，目的是：

- 用直接或间接修复增加牙齿长度。
- 为局部义齿留出空间，如支托或使用高嵌体设计。
- 恢复咬合以治疗颞下颌关节紊乱或口角炎等问题。

在这些情况下，应该设计重建一个新的咬合关系。如果不能立刻了解如何恢复现有的天然牙的咬合关系，在新义齿戴入时，天然牙的咬合接触将消失，这可能会变得复杂。这里，很大程度上依赖于𬌗垫的作用（Daho的效应）。讨论这个（或进一步记录后退闭合道的方法）不在这本书的范围内。“推荐和补充阅读”部分提供了一些有用的文章和链接，可以很容易在主流的修复文献中找到关于这个过程的信息。

咬合方案

自然牙列通常是存在相互保护的咬合。在ICP中，后牙受到轴向的负载，而前牙仅保持轻微的接触。稳定的后牙接触可以防止前牙负载过重，导致磨损、活动和漂移。一旦发生偏移（侧面或前伸），前牙就会产生引导作用。后牙无接触，可以防止受到非轴向的负载。因此，前牙和后牙相互保护。

当患者失去了后部支持的稳定。应该考虑如何替代它们，前部应该可以支持义齿，并产生引导运动，使后牙无接触。相反，前部有缺失时，后牙可以帮助支撑义齿，前部在ICP上没有充分发挥作用，但能够在移动时提供引导。大多数情况，这些咬合特征是由技师检测。然而，当设计可摘义齿时，了解这些原则是很重要的。

前牙引导通常分为两种方案：尖牙保护𬌗和组牙功能𬌗（在任何一侧都涉及一颗以上的牙齿参与引导）。实际上，很少看到未修复的患者有独立的尖牙引导𬌗。也就是说，当设计一个新的咬合方案时，以现有健康尖牙为中心的指导通常会提供一个可预测和稳定的解决方案。当义齿取代天然牙引导时，要确定哪种引导方式是很重要的。考虑一下由天然牙和义齿共同引导，以及义齿是否能从它引导牙周围的支撑中获益，以防止它们断裂或过度磨损。钴铬合金支架作为引导牙的支持是非常有用的。

全口义齿咬合方案

传统上认为平衡𬌗是优化全口义齿稳定的必要条件，要避免尖牙引导，因为它会导致不稳定和移位。然而，一系列全面系统的综述已经得出结论，全口义齿的引导方式对患者的生活质量或咀嚼效能影响甚微。如果预期患者会有高度的肌肉活动、牙槽嵴严重吸收或纤维性嵴，那么可以考虑舌侧集中𬌗。在这种平衡关节中，突出的上颌腭尖与下颌中央窝相接触，有助于减少偏移时的干扰，并且在功能异常时能更有利于应力的分布。

面弓

经常有人问：面弓转移是否是必需的。面弓可以确定的是：

- 上颌骨平面与颞下颌关节铰链轴的关系。
- 上颌牙齿与铰链轴的距离。
- 髁突间的宽度。

这些因素都会影响半可调𬌗架的偏移，如果想准确地表现患者的运动并改变咬合垂直距离，这些因素都是非常重要的。

第24章 重视中性区

Respecting the neutral zone

James Field

图24 重视中性区

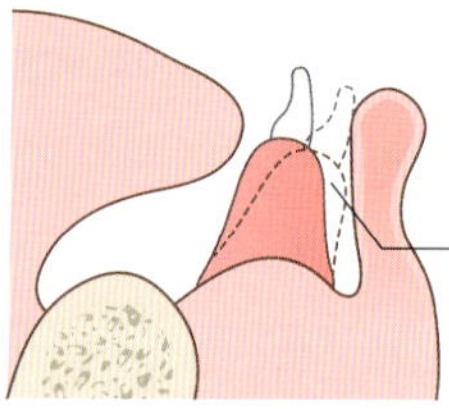

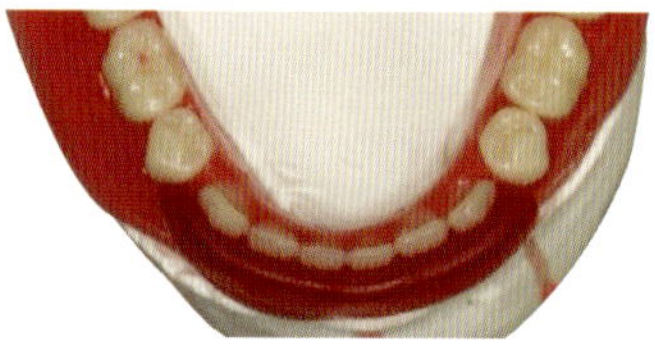

• 试戴时通过移动牙齿或用蜡堤模拟新的牙位来测试牙唇舌向位置的改变

中性区可以通过以下方式考量：

- 考虑稳定和发音，在咬合关系阶段密切关注牙齿唇舌向的位置
- 使用印模材料正式记录中性区

记录中性区

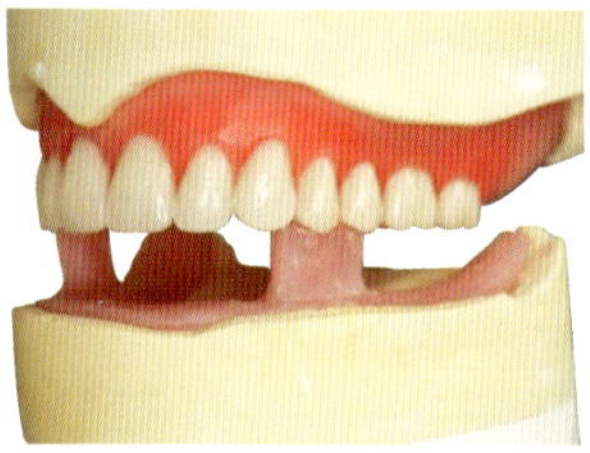

咬合关系阶段之后，在预定的垂直关系上用中性区托盘确定中性区

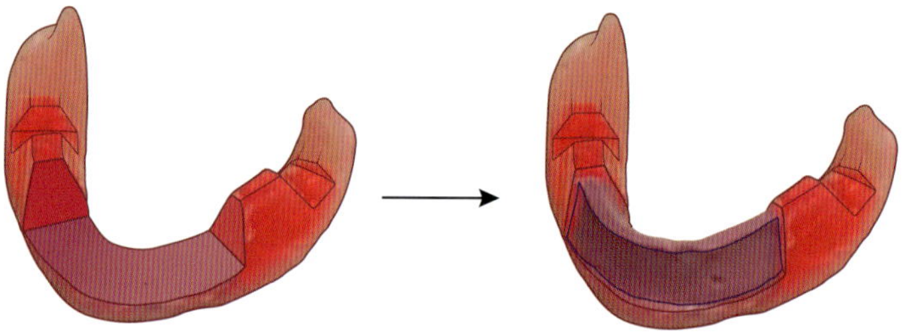

如果使用了恒基托，则可以将下颌蜡块切掉，并将中性区记录作为咬合记录过程的一部分

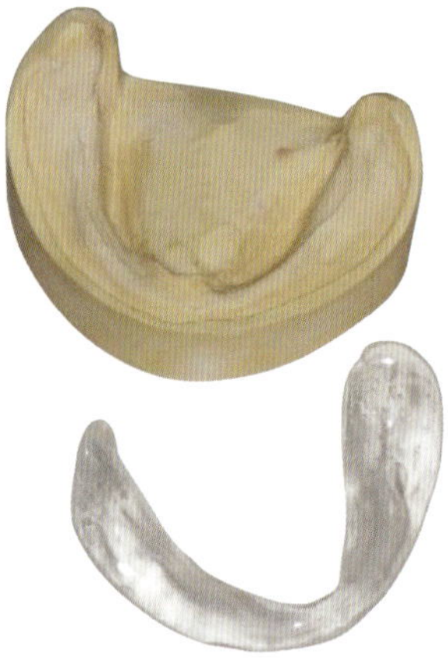

也可以使用没有任何固位的横基托，在基托底座上涂布粘接剂，并在嘴唇、脸颊、舌体间放上中等强度硅橡胶

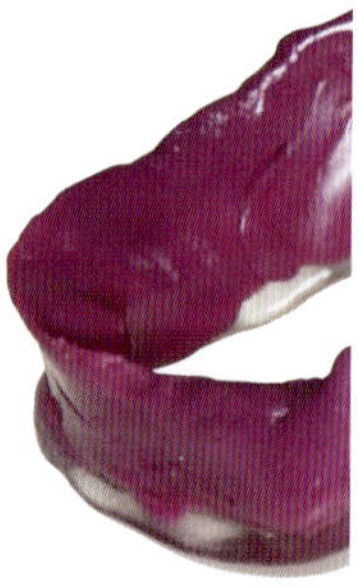

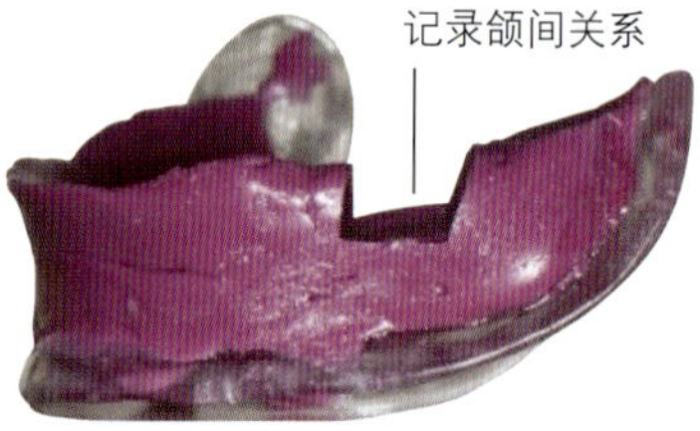

试戴

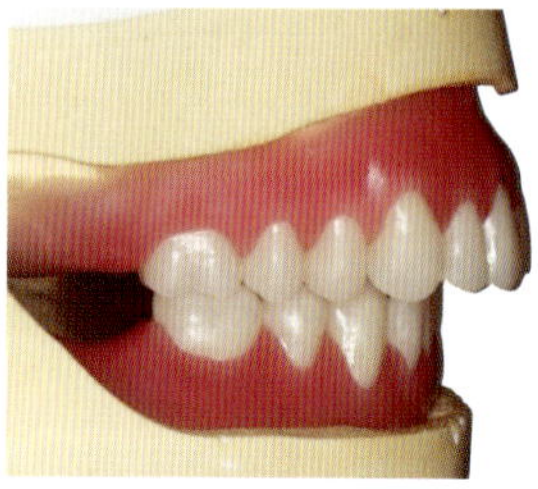

覆盖关系，它常常是被认为中性区确定后产生的

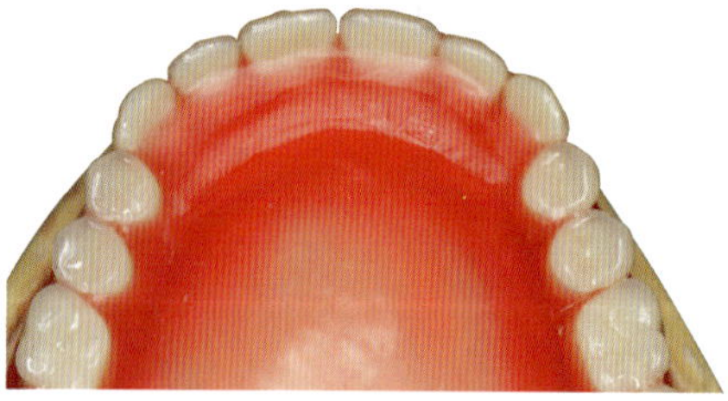

可以设立一个前牙咬合平面来解释覆盖关系，这样可以帮助维持发音和咀嚼功能

下颌义齿不稳定的一个非常常见的原因是义齿没有被动地就位于下唇与舌体之间，这个区域还涉及脸颊的颊肌和前面的口轮匝肌，特别是当患者打哈欠或大张口时。这个被动的区域被称为中性区。如前所述，基托过长或延伸不足也可引起义齿不稳定。在继续考虑中性区是否合适之前，检查移位是否因这些误差而加重是非常重要的。

诊断

下颌义齿就位后，让患者放松，小心地牵拉嘴唇。如果下颌义齿仍表现出稳定差、义齿随着舌体活动而抬起或当完全就位时"弹起来"，则有可能是义齿延伸存在误差。如果义齿只移位了，特别是前后向的移位，当软组织向后靠在磨光表面上，那么前牙很可能不在中性区。

管理中性区

许多经典的文献和论文描述了一种特殊的印模技术来记录中性区，以便技师可以将义齿和磨光面放置在最稳定的位置。然而，为了说明中性区，并不总是需要一个专门的印模。为了适应中性区域，在没有正式记录印模的情况下，通常可以使用以下技术。

密切关注咬合记录或试戴阶段

在确定下颌蜡堤时，要注意它在原位的稳定。如果蜡堤整体向后牙区移动，则要移除唇侧蜡堤（如果蜡堤是向前牙区移动，则要移除舌侧蜡堤）。请注意，如果蜡堤轮廓不符合牙弓的轮廓，那么这也会导致从中性区偏移。这在口角轴活跃的前磨牙颊侧比较常见。除了在咬合记录阶段纠正之外，确保在试戴阶段密切关注义齿的移动。在这个阶段，改变下前牙的倾斜度，或者拔除下前牙，以及用印模记录中性区的位置还不算太晚。这样做的好处是（假设没有过度延伸，而且发音准确）患者比在原位使用蜡堤更能有效地发音和吞咽。此外，与附着光滑义齿基托相比，中性区的印模材料能更有效地附着在拔牙后粗糙的蜡堤上。

确定蜡堤前段

如果想尝试一些不同的牙齿位置，以找到一个中立的区域，那么可以考虑将蜡堤下前部的蜡去除，换上一层薄的条形蜡。这将允许对蜡块做微妙的前后向调整，而不必花很多时间添加和去除热蜡。也可以在恒基板不上蜡的情况下送回蜡堤，以便选择如何记录该区域。这些牙的范围被称为Manchester边界，不过应该注意确定前牙的位置。无论是在试戴时还是评估现有义齿时，条形蜡还可以用于帮助诊断不正确的牙位或组织支持（图24）。当不确定的时候，可以节省拔牙和热蜡的时间；也可以在测试后很容易地移除。

正式的中性区印模

最后，可能有必要使用一种印模材料来记录中性区。这通常发生在具有挑战性的病例中，在这种情况下，中性区不是由组织间简单的前后向相互作用产生的。这类患者包括脑卒中、一定程度瘫痪、接受手术或激光治疗，以及因瘢痕组织而表现受限的患者。经典文献推荐使用专用的中性区托盘（图24）。它们是在模型上殆架后制作的，通过咬合控制与上颌蜡型吻合。托盘可以使用金属丝或丙烯酸树脂片来帮助支持和维持中性区印模材料，无论哪种方式，重要的是要确保这些特征不会限制软组织的自由移动，以及影响中性区记录。作者更倾向于在前部预留一个空白区域更准确（图24）。事实上，按常理来说，当已经确定完成对上下颌的咬合记录时，将有助于印模的制取。要做到这一点，应该确保使用的是恒基托，以便可以把蜡完全从前面的区域修剪掉而不会使蜡块塌陷或扭曲（图24）。

可以使用组织调节剂作为印模材料，但这些材料对技术要求相当敏感，需要相对较长的时间来定型。它们还容易在托盘延伸部分周围坍落并向下流动，这可能很难控制。作者更喜欢使用重体硅橡胶，它有一个合理的定型时间，可以很容易地用修整刀修剪回咬合平面。粘接剂应用到基托上，再将材料灌入咬合平面的水平之前，它们应该在原位。不要担心，材料会被包含在中性区域内。记录所有的功能性运动，包括喝水（早期湿润黏膜表面）和吞咽。让患者发"o"和"e"音来激活口角轴也是有帮助的。

在去除中性区印模和用蜡排牙之前，技师将制作一个印模蜡型来占据中性区。如果愿意，可以在椅旁做这些。

关注中性区的影响

应该再次注意到美学、稳定和发音之间的相互作用。如果下前牙有明显的远中移动，确定一个咬合平面来促进齿擦音和后牙发音可能是有用的。这可以在技工室上蜡或自己使用一些条形蜡后再试戴（图24）。

第25章 试蜡型

Assessing trial prostheses

James Field

图25　试蜡型

试戴之前的检查

- 从个性化、外形和大小的角度检查方案
- 检查切牙关系，包括覆盖和前牙接触

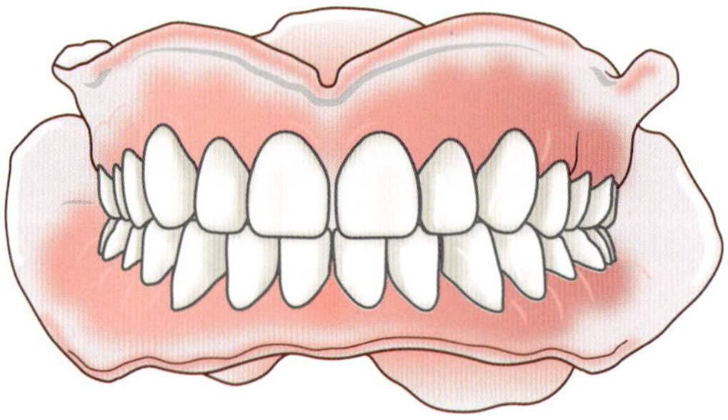

- 检查整个基托覆盖的范围
- 检查咬合接触和功能牙尖是否正确（上腭部、下颊部）

对于局部义齿，也要检查

- 维持固有天然牙的接触
- 找出模型中的干扰点

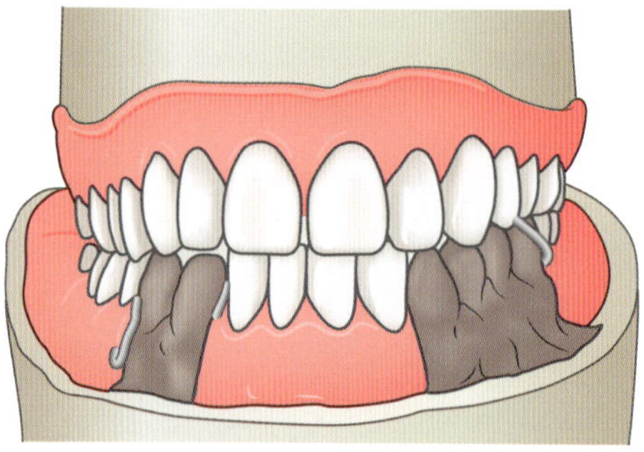

- 寻找潜在的无效间隙
- 记住就位道

在口内

- 检查取戴 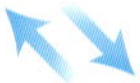
- 检查就位/负载后是否疼痛 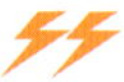
- 检查稳定和固位 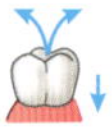
- 检查功能范围 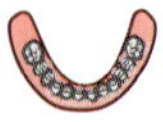
- 检查中线、尖牙轴线和笑线 
- 检查颊廊 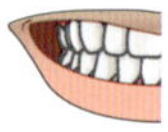
- 检查咬合接触（静态和动态） 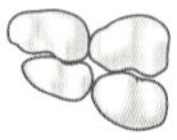

如何纠正不良的上下颌关系

（或）
- 试戴时调整牙齿位置
- 重新确定咬合关系
  （或）
  - 去除干扰至牙尖交错位
  - 去除早接触点
  → 确定新的垂直距离

如果掌握如下要点，那么试戴义齿应该是一个相对简单的过程：

- 仔细听取患者的要求。
- 正确设定修复牙齿的位置。
- 考虑到稳定、美学和发音之间的相互关系。
- 在记录阶段检查咬合记录蜡堤。
- 准确记录上下颌蜡堤之间的关系。
- 检查有没有接触（模型或基托之间）。
- 绝对是一个清晰地拆卸、灭菌和重组的过程。
- 和技师进行有效的沟通。

可能会被这些要点吓到。但请放心，对于非常有经验的医生，即使是与牙列中部分咬合接触较重有关的问题，通常也需要进行轻微的调整，如果无法确定方案，试戴的过程就会很有帮助。在这个阶段，问题就会出现，也更容易纠正，因为是蜡型，很容易根据需求去更改或移动排好的牙齿。如前所述，通过使用恒基托均能有效地提高方案和试戴阶段的准确性及成功率。

试戴时应该检查什么？

简短回答是：所有。在方案和记录阶段，方案设计的所有特征和外形都应该检查。同样，在患者戴新义齿之前，治疗计划应该反复地与患者商讨。这有助于明白患者为什么想要修复，以及患者的期望，以便判断患者是否愿意继续做出合理的分析。慢慢来，要明白在这个阶段之后，无法对义齿进行进一步的调整。

在技工室的检查要点

- 在石膏模型上试戴义齿。检查整副义齿承载区域的基托范围，以及咬合关系是否正确。包括牙尖交错和侧方接触。在标记时，功能性牙尖应该是上颌腭尖及下颌颊尖（PUBL）。
- 对于局部义齿来说，检查是否保留了天然牙的接触，以及就位道是否符合预期设计，特别是与引导平面和倒凹之间的关系。密切注意模型上脱位再次粘回原位的牙齿，这些都是与基板范围相关的危险区域。
- 对于支架，检查是否有潜在的干扰点，如，卡环臂周围或组织面上是否有多余的蜡。
- 检查技师是否按照设定好的牙齿位置、切牙关系，印模及遮色。

在口内的检查要点

- 检查义齿是否完全毫无阻碍地轻松就位。
- 检查咬合关系是否正确。也就是包括牙尖交错和侧方接触。
- 对于有天然牙接触的局部义齿来说，应确保在义齿就位时这些接触依然存在；首先单独试戴上下颌义齿，以便更容易地识别差异。
- 肌功能边缘整塑或患者做面部表情、发音和吞咽动作时，检查义齿的延伸范围。
- 义齿轴向受力，以检查其稳定。理想情况下，尽可能在无牙颌牙槽嵴正上方排列牙齿。
- 必要时检查软组织支持，包括是否有颊廊存在。
- 允许患者检查美学效果。

明智的做法是让患者佩戴义齿至少10分钟，以便能够提供一些有意义的反馈。

处理咬合问题

当义齿戴入口内时，可能会注意到差异。最常见的原因是没有准确的记录咬合关系，导致了早接触。这可能会导致牙尖交错位（ICP）时滑动，在牙弓的某个位置持续开𬌗，或者出现义齿翘动。记住，为了检查这一点，患者应该放松，应该帮助患者慢慢闭口，直到患者能感觉到有个点碰在一起。应该站在患者面前评估并密切地观察牙列接触在一起的情况。牙尖交错位（ICP）时不能有侧方或前后向滑动。如果发现不一致，必须决定是否可以在椅旁修正，或者是否有必要重新记录，并要求重新上𬌗架和重新试戴。

值得注意的是，较重的咬合接触不会导致滑动或开𬌗，在试戴的时候就要记录并调整。根据作者的经验，在装盒和固化的过程中，基托与牙齿往往会有微小程度的变形和移动。这通常意味着误差难以确定，而且会被其他微小的差异所取代。

牙尖交错位时的咬合关系有严重误差，垂直距离不准确，或者牙尖交错位时有较大的滑动，则应调整试戴义齿。可以通过3种方式完成（图25）：

1. 椅旁进行牙齿的移动。
2. 去除干扰，被动闭口进入牙尖交错位（ICP），再次使用咬合记录材料记录试戴的蜡堤。
3. 在早接触之前，重新试戴蜡堤、记录咬合关系。这在技术上更具挑战性，无疑会导致垂直距离增高。

第26章 戴牙和复诊

Fitting and reviewing finished prostheses

James Field

图26　戴牙和复诊

戴牙

开始

患者流程

- 用手指检查组织面是否有肿块、凸起或粗糙尖锐的区域，必要时用钻清除
- 再次检查密合、固位、稳定、美观、发音及咬合接触
- 提供义齿的健康宣教，并重申戴局部义齿的风险
- 提供饮食建议，特别是在涉及大面积无牙或全口义齿的情况下
- 向患者提供制作时所需的医疗器械证明或收据
- 安抚患者对新义齿的适应情况，并再次沟通患者对义齿的固位、稳定和拥有的期望

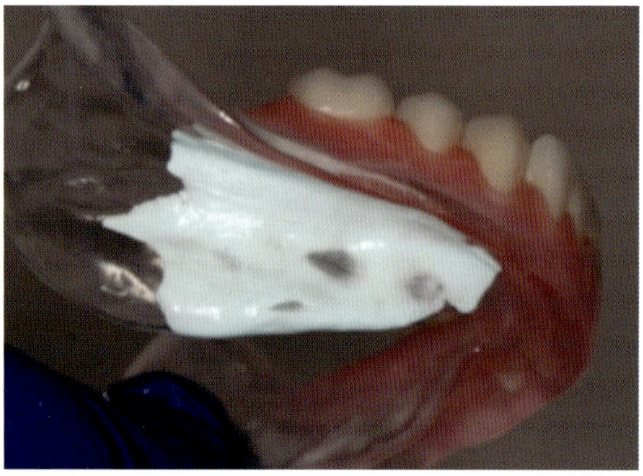

在组织面内涂抹压力指示剂，并让患者闭口至牙尖交错位

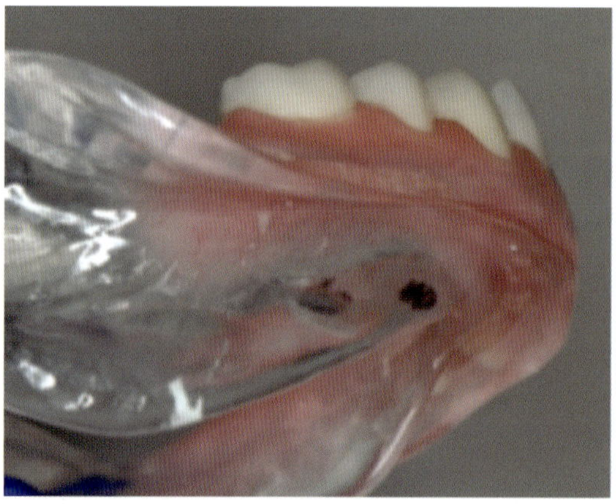

在剥离材料之前，用铅笔标记变薄的区域。使要修理的区域清晰可见

复诊

1周

组织面疼痛

1. 用直接触诊法检查义齿相对处牙槽嵴上是否有疼痛
2. 检查义齿基托的粗糙区域
3. 标记咬合并找出咬合高点

对于溃疡，做一些必要的小调整，并鼓励患者在溃疡痊愈之前不戴义齿

假定义齿的设计特征在上一次的试戴过程中都是准确的，那么在戴牙时应该没什么值得担心的。尽管如此，在戴牙阶段检查相似的功能性依然重要。包括合适性、固位、稳定、美观和语音功能。不应该简单地认为义齿会令人满意，而在椅旁时就应该去修理——永远不要仅仅寄希望于此。

戴牙阶段非常重要，不仅意味着临床和技术工作的告终，还意味着患者已经到了治疗结束，义齿就位的时候。他们应该能舒服地取戴，并保持清洁。还应该明白如果没有正确地维护义齿会对口腔结构造成的风险（这将在第44章进一步讨论）。

要注意的是，并不期望所有的患者都能舒服地就位义齿，虽然对许多患者来说情况会是这样，但这是一个适应阶段，应该花费更多的时间去鼓励那些第一次佩戴义齿有焦虑的患者或者那些以前佩戴很困难的患者。提前判断并与患者进行充分的沟通，他们后期佩戴时就会更顺利，对建议和指导也更配合。问题未解决就把患者送走会损害医患关系，并很可能造成患者到其他地方寻求治疗。如果再也看不到这些患者，就不要认为修复任务是成功的！

如下所述的是一些有助于预测和判断哪些问题需要修理的技术性要点。

回到石膏模型上

将终义齿戴回到石膏模型上（或者必要时复制工作模型）是一个好习惯。这能帮助判断在试戴后的加工阶段出现的问题。在试戴局部义齿之前，应该记得所选择的就位道。这能帮助将义齿从石膏中取出，同时也能自信而有效地在口内取戴。

在石膏模型上，要特别注意石膏牙磨损的区域，特别是基托边界的附近。这可以帮助判断在试戴时可能会遇到麻烦的位置。然后，在义齿就位之前，在牙列区域（石膏模型上或口腔内）放置一张薄的（约40μm）咬合纸是很有用的，以帮助判断可能会干扰的位置。而任意地磨除树脂会留下很大的凹陷和缺损，从而易残留食物和滋生菌斑，影响义齿的固位和稳定。如果还没有明确局部义齿的就位道，那么技师通常会在倒凹内填充上树脂，以便在椅旁进行调整。在这种情况下，不能强制地将义齿戴回到石膏模型上——修理仅与单侧就位有关。在设计义齿时，很容易能确定好就位道（实际上也是医生的义务）。

检查组织面的适合性

如果使用的是全口义齿的恒基托，那么可能在最初设计和完成阶段就已经检查过组织面。但是，组织面应该再次被检查，因为在加工后总是有可能留下多余的树脂瘤、凸起和锐棱。在戴入口内之前，花一些时间用手指在义齿组织面上移动几分钟。如果有锐利的点，那么就应该用钻修整掉。通常表面应该看起来很光滑，没有不和谐的形态。小范围调整不会影响义齿的固位和稳定。预防性地检查义齿对软组织施加过多压力的区域——闭口时，全口或局部义齿都可以实现。压力指示剂对技术要求较高，使用起来有点麻烦，因此推荐使用（轻体或特殊的压力指示性的）硅橡胶。应该在义齿组织面相应的位置放置一薄层，在患者达到牙尖交错位之前，将义齿完全就位。抛光之前，需要注意咬合较重的接触位置，并用钻进行修整（图26）。

检查咬合接触

一旦就位到口内，应用薄的咬合纸再次检查咬合接触情况。记住上颌腭尖、下颌颊尖是功能尖。

不要认为试戴时已检查过就可以了。在加工过程中的细微变化往往比小的咬合误差更容易出现。特别是咬合高点看起来会像一个较浅的“光环”周围环绕出现的一个黑色接触区域——这些地方应该微量磨除。

复查义齿

建议在戴牙后的复查不要超过1周。应该告知患者，有些地方感到轻微疼痛是正常现象。然而，如果有些区域很痛或溃烂，以至于义齿无法佩戴，那么患者应该暂时不戴直到来复查的前一天。通常，组织面的疼痛部位是由于受压过重造成的，修理之前首先要标记出接触点。修理组织面应该是干预治疗的最后一个方法。通常临床实施时顺序常常恰恰相反！需要提醒患者的是，要想有效提高义齿的稳定和固位，就可能会产生疼痛，随着患者开始越来越频繁地使用义齿。组织不适应过重或频繁的负载，因此变化越大，疼痛位置也会越来越多。应该告知患者前两周易食细软食物，并靠后牙咀嚼。患者应该明白，就像是他们不会穿着新的运动鞋跑马拉松一样，他们需要积累戴上新义齿的经验。复查多次都是正常的，这一点应该让患者放心；这并不是修复的失败，也不是患者无法有效地佩戴或无法接受的表现。

第27章 利用现有义齿翻制模型

Copying features from existing prostheses

James Field

图27 利用现有义齿翻制模型

复制义齿延伸范围
- 在翻制前加入整塑蜡，对原义齿进行适当的调整

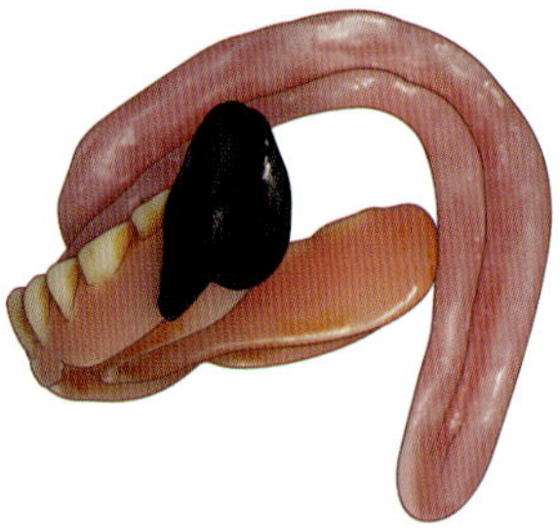

翻制义齿特性
- 照相
- 和技师沟通
- 自我评估

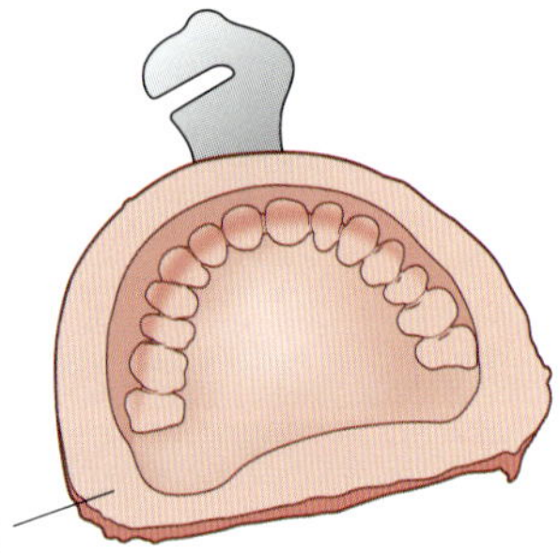

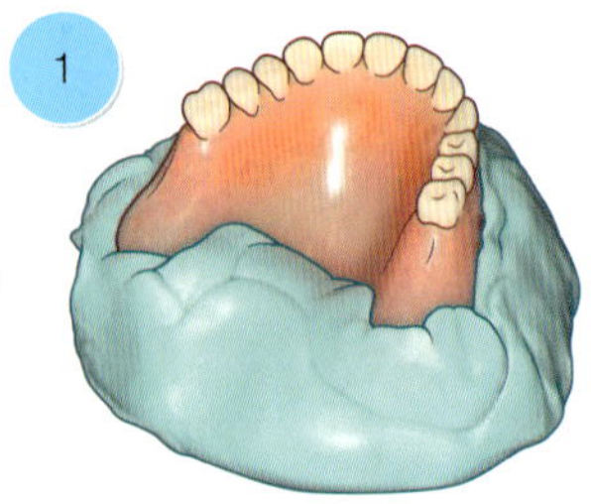

在倒模材料中翻制出具有延伸边界的义齿组织面

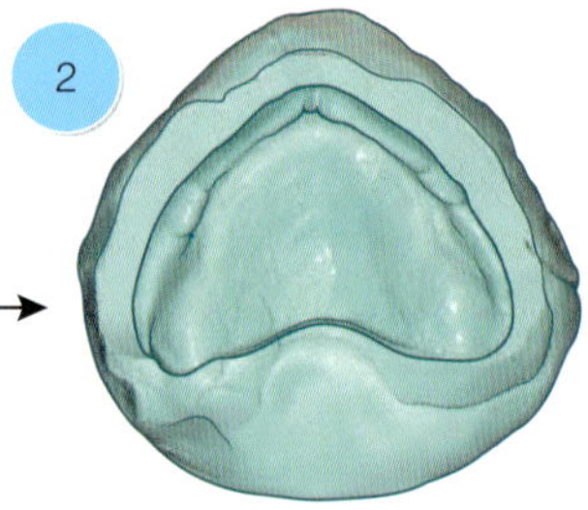

修整模型边缘，以便能清晰看到凹槽的延伸部分

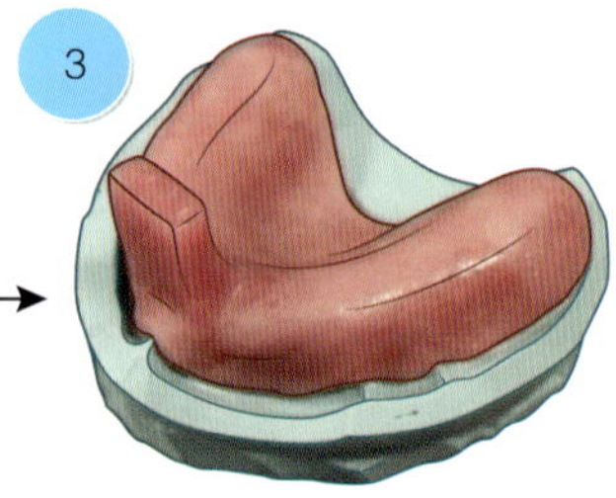

将个性化托盘（要留有一定间隙）直接放到模型上

修整翻制模型的过程

1. 将藻酸盐材料放在印模盒的金属托盘里，并将义齿的咬合面向下浸入材料中

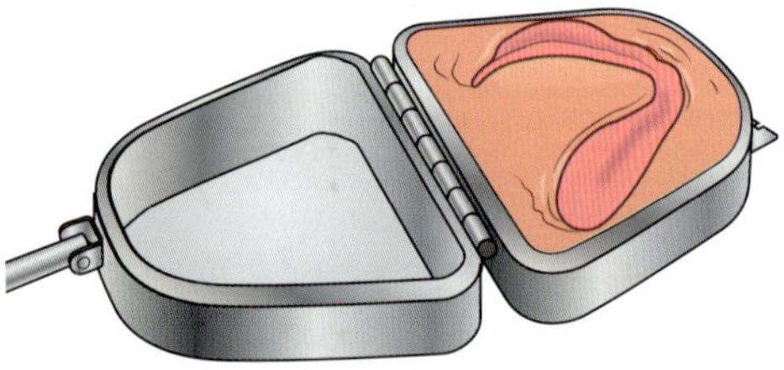

2. 修整放入的藻酸盐材料，在义齿暴露部分涂抹凡士林。盒子的另一边装满藻酸盐材料，关紧型盒，直到固化

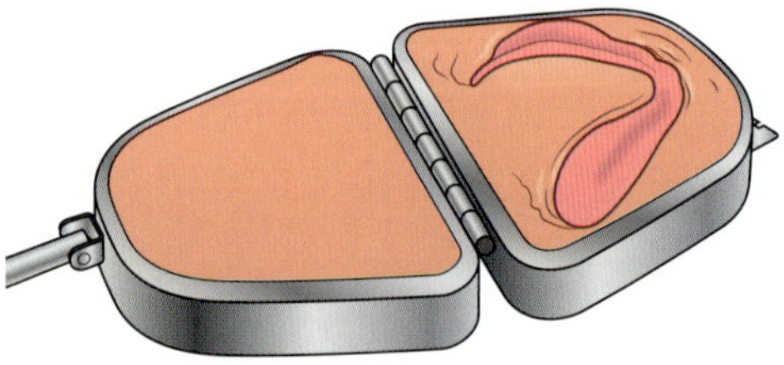

3. 开盒，去除多余的藻酸盐材料，取出义齿

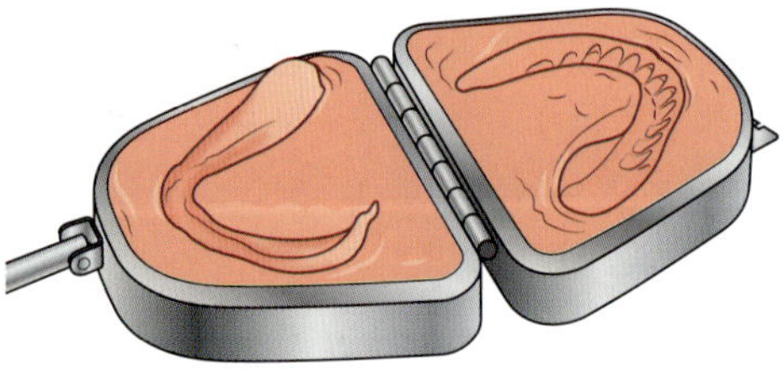

4. 技师用树脂和蜡翻制义齿 → 完成

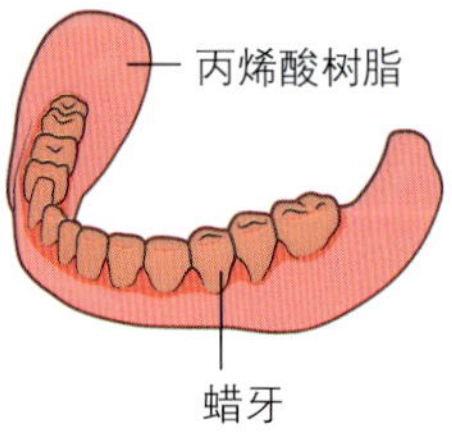

完成

↓

试戴时应注意以下几点：
- 如果试戴无误，制取细模
- 必要时去除所有倒凹
- 单次单颌进行
- 应用闭口印模的方法

↓

戴牙

了解如何翻制出原有义齿的特定特征性是很重要的，本章将介绍几种制作方法。

排牙

为什么要翻制这些特征，最常见原因之一就是要与技师沟通牙齿的排列，了解原义齿个性特征、大小、牙弓位置和其他特点。该方法包括在成品托盘中翻制原义齿（通常是上前牙）的印模。无须太精准，稳定也不重要，所以藻酸盐是首选材料。当然，尽可能留取照片，甚至可以与技师表达自己的意见。因此，作者认为在大多数情况下，使用藻酸盐就足够了。

组织面重衬

如果现有的全口义齿整体没问题，那么就可以很容易地进行调整和修改，可以用硅橡胶印模材料翻制组织面。然后修整边缘，直接在此基础上制作个性化托盘，这样就省去拍照和制作初印模的时间。该技术特别适用于当缺少常规的印模材料时，如在非诊室环境下的家访或其他复诊时。稳定性对于外出时保存模型非常重要，技师应该常规制作个性化托盘，距离整个前庭沟边缘2~3mm。

全口义齿外形轮廓

全口义齿可以使用型盒（图27）进行整体翻制，组织面、咬合面和抛光面都可以翻制出来。然而，经常使用印模盒先制作义齿的蜡型，然后在临床上进行调改，再加工完成。

在翻制前的修改

如果在翻制前进行义齿修改，这意味着在后续完成阶段就会很简单。通常情况下，如果涉及做义齿的“加法”，义齿上加入边缘封闭蜡或其他混合材料都很容易操作。制取印模后就可以将其移除。蜡型因为容易变形不是很好的替代品。对现有义齿进行“减法”很难实现，因为保留现有义齿能给制作一个传统的新义齿提供参考。

如何制作修改翻制后的义齿

应使用坚固耐用的印模盒。在每个盒子内，首先将义齿的咬合面和抛光面就位到藻酸盐材料中。一旦就位，确认所有需要复制的部位都已记录后，应给义齿的暴露部分和藻酸盐先涂上凡士林。关闭型盒，固化后一旦取出义齿，内部就形成一定的空间，技师就能在该间隙内灌注复制印模。告知技师侧重复制旧义齿哪方面的内容，这对成功地制作新义齿至关重要。复制后的义齿要么完全是蜡型，要么是丙烯酸树脂基托和蜡牙一起。接下来基本上是在记录下颌咬合关系。

记录下颌咬合关系

改变蜡牙以获得合适的牙齿位置。如果这些在翻制模型过程都很理想，那么就没有什么可做的。不管怎样还是要检查咬合垂直距离，以及咬合面、切牙水平面和唇部支撑。由于蜡不多，这比传统的石膏模型更容易操作。唯一的缺点是，基托底部通常不光滑（它们是在藻酸盐印模上翻制成的），以及缺少固位。应该让患者放心，这都是正常情况。一旦医生满意了，就可以常规将翻制出的模型和义齿一起制作完成。通常都是人为控制咬合，但最好先在口内确认，而不是假设；因为义齿的咬合是人为控制的，并不意味着就能准确呈现口内下颌的运动情况。如果调整了前牙的蜡型以至于上前牙外形改变，记得去记录标记——进行个性化制作。通常，当技师翻制模型时，他们还会制作一个石膏代型，以便参考。

试戴

下一步是试戴——方法基本上与传统义齿相同（见第25章）。然而，主要区别在于，一旦试戴无误，就需要制取细模（主模和对颌模型），以便修改相对粗糙的组织面。只看蜡型就去单独解决基托延伸边缘的话是非常具有挑战性的；因此，如果可能，在翻制之前就修改好义齿显得尤为重要。这一过程的关键就在于去除义齿基托内部的倒凹。仔细检查底座，必要时使用钻针修整底座。如果倒凹仍然存在，灌注印模时，义齿就会被卡住。使用闭口技术制取细模。每副义齿都应该充当个性化托盘放入到印模材料上，在内部组织面涂上一层薄薄的材料（硅橡胶或氧化锌丁香酚），而不要填满。这可确保基托底部能完全就位。还能很好地预防垂直距离的意外增加，垂直距离的增加也是在闭口式印模中制取印模时的非常规情况。每一个颌弓依次进行，颌弓受压，将基托完全就位，并鼓励患者做牙尖交错位。在制取印模的过程中，必须继续做肌功能整塑。这常被忽略，但能使翻制后的义齿边缘充分延伸。一旦印模材料凝固，义齿就留在印模里，并用同样的程序取对颌（闭口印模法）。

戴牙

技师将在细模上完成试戴，以便于下次的复诊戴牙。实际上复诊与传统义齿相同（第26章）。

第28章 局部义齿的分类以及材料的选择

Classifying partial prostheses and material choices

James Field

图28 局部义齿的分类以及材料的选择

牙列缺损的Kennedy分类

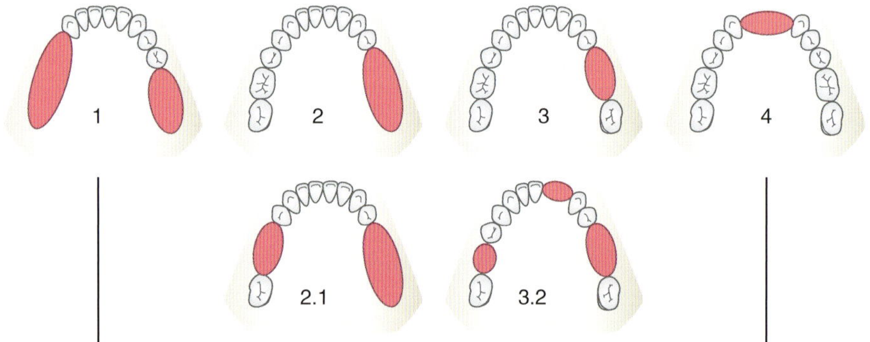

- 由缺牙牙槽嵴最远端决定
- 不属于Kennedy Ⅳ类的，均划分为Kennedy Ⅰ类、Kennedy Ⅱ类或Kennedy Ⅲ类

难题

- 获得间接固位
- 基牙扭力

- 获得足够的支撑
- 在牙弓两端选择合适的牙齿，以获得稳定和固位

- 修复的困难少一些，潜在的问题还是支撑不足
- 有效消除死腔

- 获得足够的间接固位
- 避免前部过度延伸

材料的选择

- 避免基牙有如下问题：如发生低于50%的水平骨支撑、病理性移动性或活动性牙周病

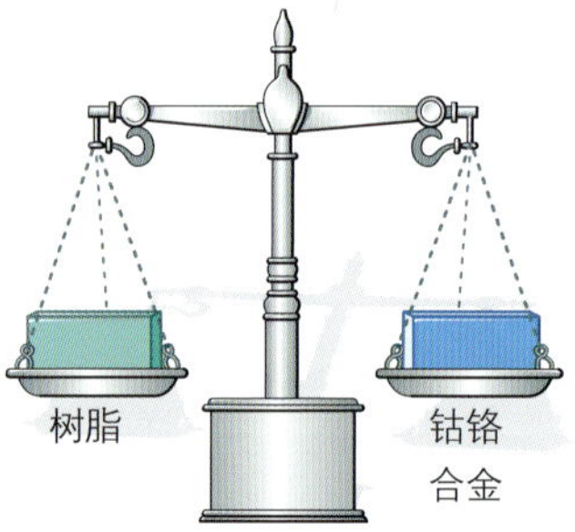

- 义齿应尽可能获得软硬组织的支持
- 不应该一开始就默认是树脂基托

两者都有?

铸造支托和卡环比无支托的弯制卡环更准确、预后更好

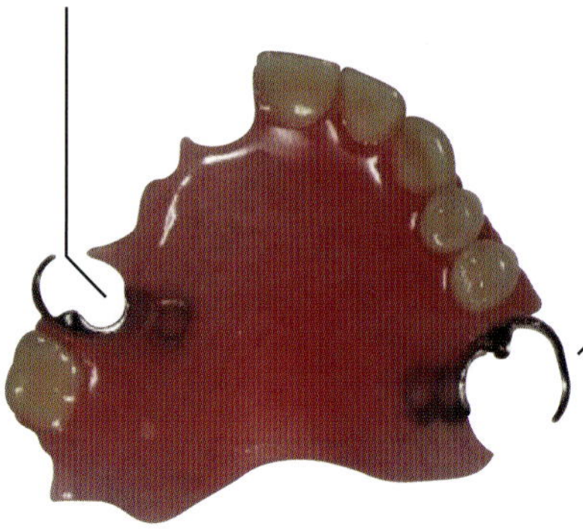

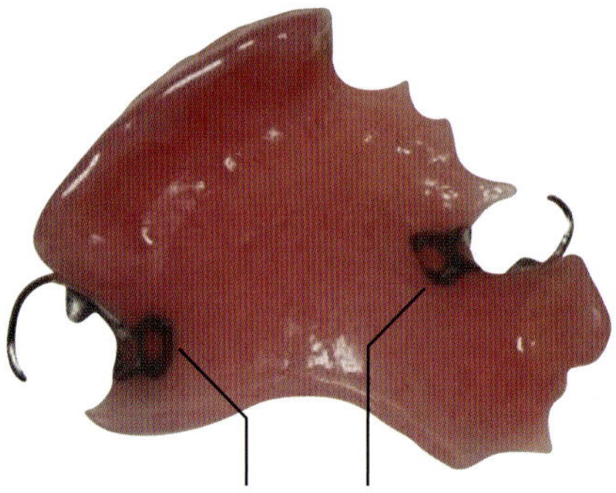

镶嵌在丙烯酸树脂基板中的铸件

局部义齿的分类在大多数本科课程中都有讲授——然而，作者发现对许多人来说，这方面的知识在毕业后不久就消失得无影无踪了。这可能是因为在日常临床实践中并不参与分类的过程。有人可能会争辩说，知道如何对局部义齿进行分类在很大程度上是一项学术工作。然而，作者认为掌握这一知识依然很有用，主要原因有两个：

1. 为了与同事沟通并做出合理的方案。
2. 为了确定与每种分类相关一些特殊的临床和技术难题。

Kennedy分类

这可能是最普遍的分类。义齿被分为四大类，由最远端的缺牙区决定。图28列举了每种类型。单个分类可以由任意数量额外的、有边界的缺牙区来改变。Ⅳ类（横跨中线单个有边界的缺牙区）不能改变，在这种情况下，鞍基最远端多增加一个缺隙将导致不同的分类（前牙缺失将成为新的分类）（图28）。

Applegate分类

这一修改将在Kennedy分类系统中额外引入两个分类。

- Ⅴ分类。这与Kennedy Ⅲ类相同。但是，它主要是缺隙侧近中的牙齿不能为义齿提供轴向的支撑。
- Ⅵ分类。这一类表明咬合力可以完全由基牙承担，并支持在某些情况下使用单侧义齿。作者并不大赞同单侧义齿的概念；这些义齿往往很难就位，而且在原位时由于缺乏支撑会受到高旋转力的影响。

每个分类都有潜在的问题

- Kennedy Ⅰ类。双侧末端游离缺失。在这些情况下，最大的挑战是获得足够的间接固位，以防止义齿向后翘动。这意味着后牙的延伸范围、连接体和卡环轴线的选择都很重要。如果支托、卡环和连接体设计不当，那么基牙上可能会潜在较大的扭转力。这些概念都将在后续章节中进一步讨论。
- Kennedy Ⅱ类。单侧末端游离缺失。在这些情况下，最大的挑战是获得足够的支撑，以抵抗功能上的移位。也就是说，后牙的延伸尤为重要——在没有任何其他缺牙的情况下，在牙弓的其余部分选择合适与可利用的天然牙来放置支托和卡环可能是一个难点。这一分类有可能比Kennedy Ⅰ类更易形成对颌牙的过度伸长；颞下颌关节紊乱疾病也比Kennedy Ⅰ类更常见。
- Kennedy Ⅲ类。缺牙区两端均有天然牙。这些情况往往是最难修复的。然而，虽然通常有一些有用的导平面可以利用，但有时很难获得足够的支撑，也很难选择有效消除倒凹区的就位道。然而，就软硬组织的支持而言，这一分类可能是最健康的。
- Kennedy Ⅳ类。单侧鞍基过中线。在这些情况下，最大的挑战，当然是延伸到前磨牙或更大范围的基托范围来获得足够的间接固位，以防止前牙区义齿脱位。需要格外认真地设计前牙边界，以确保不会过度延伸。同样重要的是要确定前牙区牙槽嵴上的倒凹，以确定能倾斜就位，从而能获得一定程度的直接固位。

材料的选择

局部义齿应该尽可能地同时获得软硬组织的支持。这被认为是“金标准”。义齿通常会采用一种刚性结构，如钴铬合金，就是这样。重点提醒的是，应尽可能利用软硬组织的支持。有时需要使用全丙烯酸树脂义齿，如金属过敏、剩余牙齿的支撑不足，或者需要制作过渡义齿的。

有牙周病的牙齿

根据经验，在寻找支持基牙时，应避免出现病理性移动、超过50%的水平骨质缺失或活动性牙周病的牙齿（深牙周袋，探诊易出血）。应该评估牙弓中的所有牙齿提供支撑的能力，尽可能地都考虑进去。仅仅因为患者有活动性牙周病就提供纯黏膜支持的义齿（全丙烯酸树脂）是不合适的。

如果不想采用完全的刚性结构，那么可以将铸造的钴铬合金嵌入到丙烯酸树脂基托中（图28）。虽然这种设计弱于完全的刚性框架，但与使用弯制的不锈钢支托和卡环相比，将获得更好的贴合性。不锈钢卡环经常不能正确地与牙齿贴合，并且也没有支托。当义齿受力时，它们很容易变形，并沿着牙齿（以及潜在的软组织）轴向产生摩擦力。

钢性支架的成本

在最初设计中，费用问题是不为患者提供钴铬合金义齿的主要原因。然而，大量的证据表明，这也是由于在钴铬合金义齿的制作和设计方面缺乏信心，导致其无法使用。因此，后续章节主要是为牙齿和黏膜混合支持的义齿设计提供一些明确的指导。

第29章

局部义齿的设计

Designing partial prostheses

James Field

图29 局部义齿的设计

初步设计

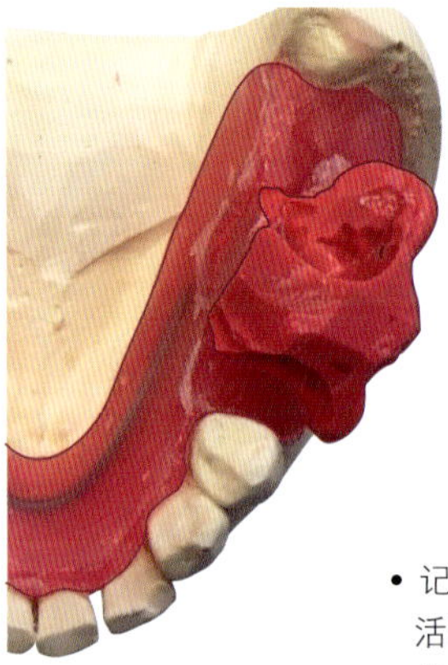

- 仅用作载体的蜡堤
- 维持患者原有的天然牙咬合接触
- 使用硅橡胶记录模型与相对应咬合面的关系
- 去除高尖陡坡，以免模型在高精度硅橡胶记录上形成支点

- 将天然牙的详细信息传达给技师

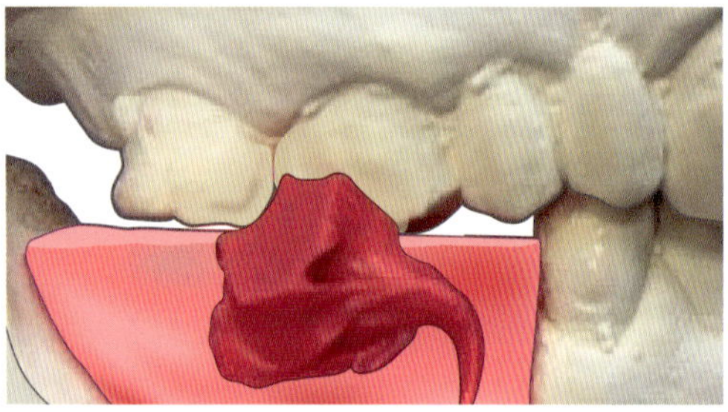

- 记录基牙的牙冠条件、牙周状况、牙槽骨水平和活动性评分。有助于在模型上标记哪些牙齿能提供轴向支撑，或者在设计中应避开哪些牙齿

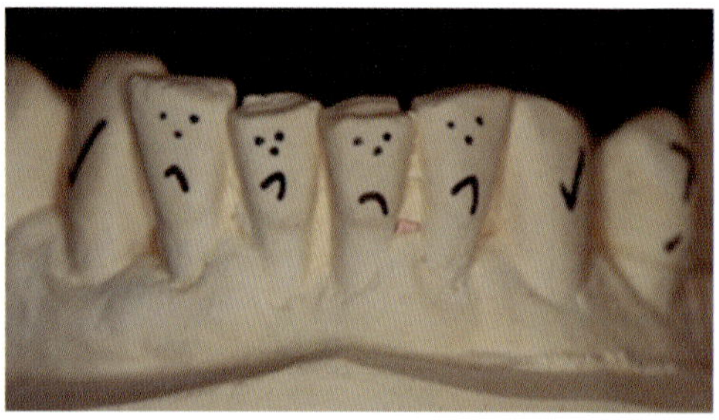

设计流程

步骤1：肉眼观察
- 分类
- 预期中的困难
- 盲区
- 倒凹
- 牙齿排列

步骤2：优化设计系统

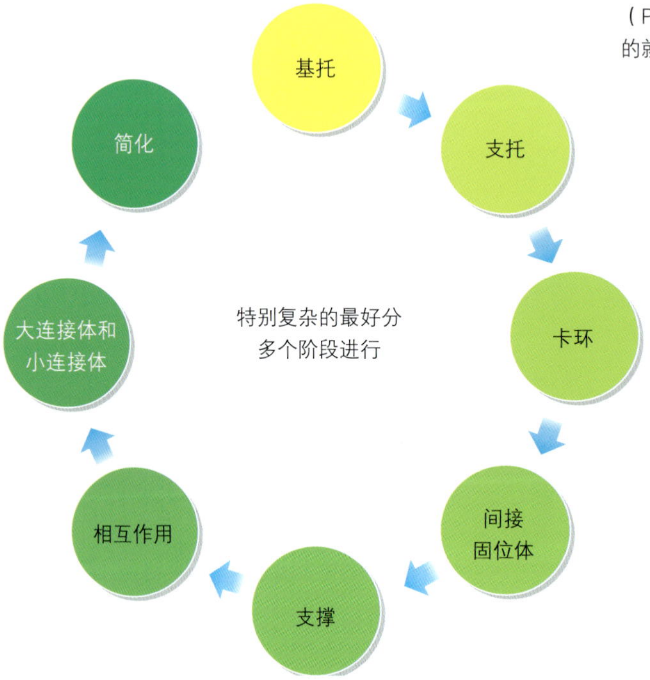

步骤3：观察自然脱位路径（POND），并根据需要确认新的就位道（POI）（第32章）

局部义齿修复应该是一种更为全面及整体性的治疗方式，要与患者明确沟通好利害关系，并记录在病历中。这肯定需要一个全面系统的评估，依次包括诊断、风险评估和阶段性治疗计划。附录2提供了这方面的模板。

最初的咬合记录

一旦获得了准确的初印模，就应该制作出最初的蜡堤（在蜡或临时的丙烯酸树脂恒基板上），以便于确定上下颌的位置关系。这通常牵涉到记录（和保留）天然牙接触，但即使在没有牙齿接触的情况下，也有必要评估天然牙和对侧无牙颌牙槽嵴之间的空间。

然后咬合记录上𬌗架，并辅助形成最终的设计。这是局部义齿设计中最容易出问题的一点，因此在把模型发到技师那里之前以及模型送回时，都应该仔细核对𬌗架上的咬合关系。有必要把记录的牙尖交错位时牙齿接触的详细信息发送给技师，以便技师验证咬合。如前所述，蜡堤只能作为咬合记录的载体，而且蜡堤应该是被动就位的。天然牙不应该咬进蜡堤，当蜡堤就位时，应该能听到天然牙咬合在一起的声音，不应该在整个牙弓周围都充满硅橡胶材料。自然牙牙尖接触时有意制作相应的凹槽，当患者闭口至牙尖交错位时，每个凹槽空隙中都充满材料。椅旁重新对位初模型，检查是否有预期的接触，以及是否存在干扰点。用刀片修整硅橡胶咬合记录的干扰点是非常有用的，以防止其在初模型上形成“支点”。或者，在记录咬合关系之前，在𬌗面上涂抹分离蜡；唯一需要记录的就是牙尖的一些细节。

其他重要的信息

为了设计出一副合适的义齿以优化软硬组织的支持，有必要考虑其他一些因素：

- 近期的牙周指数（理想情况下在最近3个月内），包括牙周袋深度、临床附着丧失、牙齿松动度和患者的口腔卫生情况。
- 近期对口内基牙X线片的评估（如果愿意，可以在确认牙齿是否适合作为基牙时进行回顾性评估），以排除任何不能有效提供轴向支持的根尖周围病变或根分叉病变。
- 每颗牙齿所有冠方修复的详细信息，包括牙冠、嵌体或高嵌体的类型，直接修复材料的细节，桥体的位置和支持，以及任何可能需要更换、翻新或重新进行的修复设计。

起初，花一些时间研究石膏模型是很有帮助的。思考义齿的分类（不需要明确的测量）和任何预期的困难或挑战。作者发现使用记号笔（图29）来标记出或质疑个别牙齿是否适合提供支持或直接固位是很有用的，也可以突出可能需要进一步修复干预的牙齿。如新的或更换的义齿，或修复牙齿表面缺损，切记个别涉及牙周的牙齿（患有活动性牙周病或病理性松动的牙齿）可能会从设计中剔除，而允许其他稳定的牙齿提供支持。这并不一定是一种可有可无的方法。理想情况下石膏模型应该安装在坚固的𬌗架上，并且可以拆卸，或者通过分体式安装，或者使用磁性底板，这样便于分析。

在此阶段还有其他值得注意的特征：

- 牙齿和无牙颌牙槽嵴周围的倒凹。
- 严重缺牙倾斜或扭转的牙齿。
- 毗邻基板明显的倒凹。
- “黑三角”，特别是牙龈退缩的患者。
- 颌间距离不足。

设计方案

在此阶段，使用设计模板（附录4）来完成系统的设计是很有用的。

在这一点上，过去的许多教科书只会教测量模型。没有提前的修复设计，效率低还费时。实际上，没必要检查牙弓中的每一颗牙齿，而且试图同时处理这一过程产生的所有信息可能更让人迷茫。相反，初步检查模型和记住上面所列出的要点，对拿出的“理想”设计很有帮助。假设能利用足够的倒凹来固位，并且导平面或倒凹均是有利的，后期也可以很容易地检查这一点。作者发现这种设计方法让学生更容易接受和掌握，操作起来也更快、更高效。

作者绘制了一个设计图来简化设计过程，以确保遵循逻辑性、可重复性和全面性的设计顺序。如在考试期间，这也是交流义齿设计的一种有用方式。下面所列的设计中每一个方面都应该被依次考虑，并画到设计单上。接下来的章节将更详细地介绍每一步，以及一些突出某些重要原则的具体案例。

特别复杂的问题最好分多个阶段解决。

这代表：基托、支托、卡环、间接固位体、结构、大连接体和小连接体。最后一步是考虑设计方案是否足够简单。

第30章 基托、支托和卡环

Saddles, rests and clasps

James Field

图30　基托、支托和卡环

基托
- 确保整副义齿覆盖的承托区
- 最大限度地提供支持和卡抱

支托
- 提供硬组织支撑以弥补基托支撑不足
- 使食物残渣不易进入基托-基牙交界处

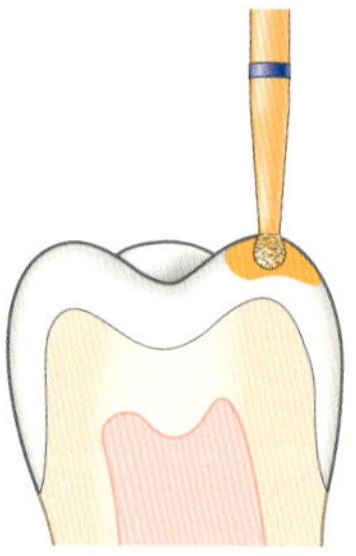

- 圆钝
- 斜面
- 用圆头探针头沿长轴检测

确保支托沿着牙体长轴向下运动，并且存在足够的咬合空间

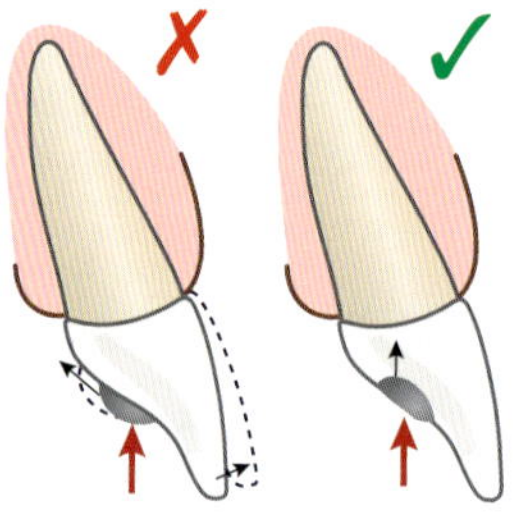

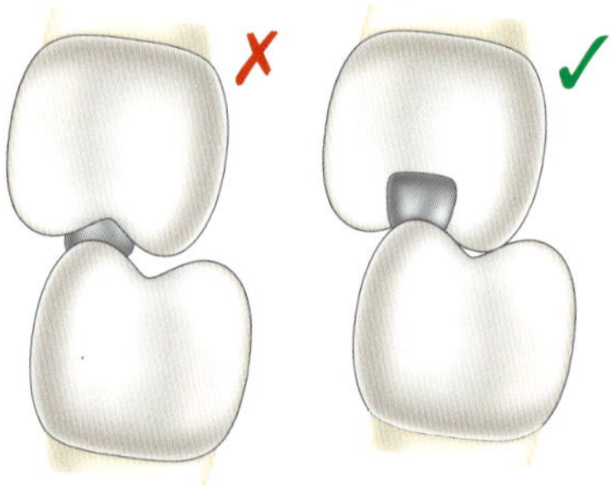

卡环
- 目的明确、清晰
- 最初沿卡环轴两个末端设置卡环

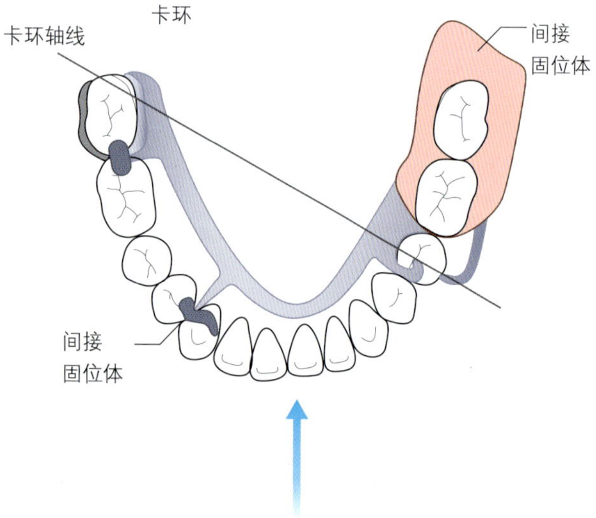

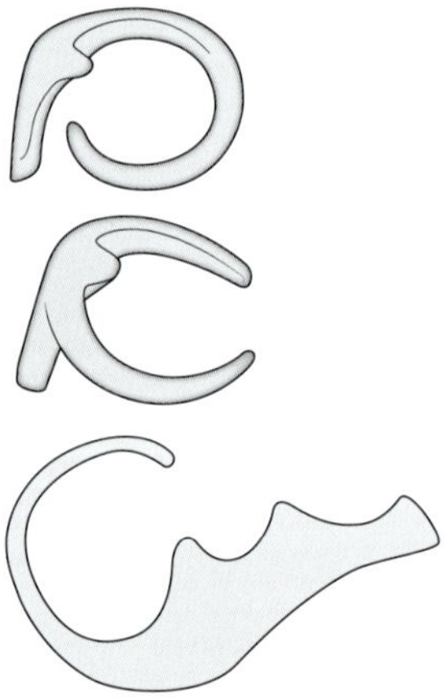

间接固位体
- 放置间接固位体（支托或基托），尽可能远离卡环轴线
- 通常不对称且前后不一致的轴线是最有用的，因为间接固位体可以使之平衡

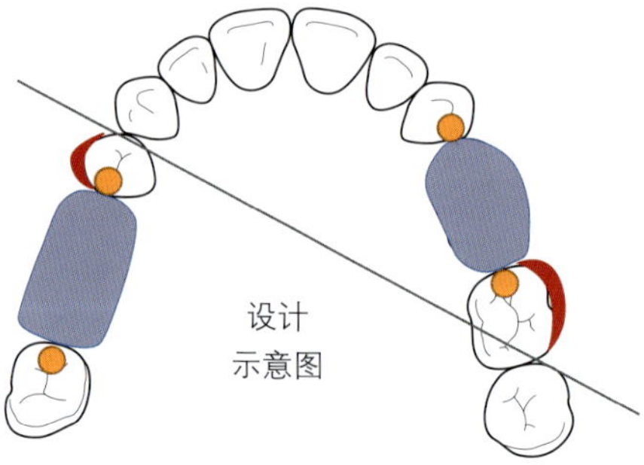

- 在设计上明确画出基托（蓝色）、支托（橙色）和卡环（红色）
- 显示出卡环轴线和间接固位体

基托

第一步要设计的是基托。它是义齿将获得软组织支持的区域，因此要考虑覆盖整副义齿承载区，特别是任何远中游离端，这一点很重要。然而，具有支持力的基托范围并不总是局限在缺牙区的位置，大范围的基托面积通常会提供很好的支撑与稳定，尤其在覆盖到上颌腭穹隆和上颌结节，或者在下颌远中舌侧及磨牙后垫的部位。要记得当取精细印模时应在这些部位充分地延伸，以确保获得清晰的基托边界，包括固有的延伸范围（图30）。

支托

第二步要考虑的是支托。它主要有3个作用：

- 通过牙齿硬组织的支持来弥补基托提供的支撑。
- 沿支撑牙的长轴向下传递咬合力。
- 防止食物嵌塞。

大多数情况下，𬌗支托位于天然牙的𬌗面。可以是近远中边缘嵴处小的支托，也可以是延伸支托或跨𬌗支托。这种支撑也可以从稳定的基牙牙根获得，如覆盖义齿。根据经验，支托一般设置在基托的两端，但实际上，可能出现这样的情况。当只有1～2颗牙齿缺失的基托时，可能事实上仅仅只有一个支托是有用的。

支托的制备

应充分检查，以评估相对面与预期支托的位置关系。即使有充足的咬合间隙，仍应积极制备支托凹，以确保它将力沿着牙齿的长轴向下传递，并确保支托与支托凹紧密贴合。支托应满足生理功能的运动不受限制。建议在天然牙的近中或远中的支托凹处（或现有义齿中的同等位置）放置一个深度仅为其一半多一点大的球形金刚砂钻（直径1.5~2mm）即可。应该小心地将钻头向下扫过近端面，以便获得斜面并去除任何尖锐的线角，并为支托的取戴和就位获取充分的空间（图30）。如果没有这种复位，支托可能会在这一区域变得很笨重，并且由于尖锐的线角而增加折裂的风险。用球钻检查制备的情况。当沿长轴向下加载时，支托尖端应起到支撑作用。如果脱位了，是不充分的。不能使义齿承受相同的剪切力，不能轴向加载牙齿。值得注意的是，有时制备的支托也不合适——超范围的打磨健康的基牙组织，或损害对现有的义齿形态。在每个病例中都应该使用自己的临床判断。这就是说，作者总是会考虑现有的修复工作是否会从支托的设计中受益。金属烤瓷冠可以磨削留出腭部或舌体的肩台、导平面和倒凹处的卡环位置。如果选择将牙冠磨削设计成局部义齿的形式，请确保技师为连接体留出足够的空间，而不是单独磨出导平面以及制备出支托凹位置。

直接固位体——卡环

直接固位体应考虑设计卡环。这一点主要来自卡环，但也可以利用边缘嵴处的倒凹固位，后者将在第32章中讨论。

清楚明白设置卡环的位置，这一点很重要。卡环数过多会使设计变得复杂，给义齿的取戴增加困难，并导致更多的食物残渣和牙菌斑堆积。根据经验，只需要两个卡环。下面将进一步解释这一点。

当卡环尖端进入到义齿就位道与脱位道之间形成的倒凹内时，卡环才能有效。这可以后期在导线测绘仪上进行测量。卡环是相对易折断的部件，应该通过𬌗支托获得支撑，应该随着义齿的完全就位而被动就位。卡环尖端应位于倒凹区。设计的卡环并不意味着卡环臂应沿着牙齿表面上下移动，这样会造成卡环的变形和基牙的损伤。卡环臂需要“往复”（平衡），以防止基牙移位或摆动。这可以通过环绕牙齿的卡环（圈形卡环）、相对牙面上的另一个卡环臂（三臂卡环）或主要连接体本身（C型卡环）来实现（图30）。在测量阶段，应该测量倒凹的深度，以确保卡环有足够的修复空间，并能够放置合适的材料（钴铬合金0.25mm、金卡0.5mm），如果不足时可以更改设计或调整牙齿外形。通常情况下，为了避免结构薄弱，金卡环需要嵌入到丙烯酸树脂中，而不是焊接到钴铬合金支架上。

间接固位体

通常，两个卡环的话可以构成一个“卡环轴线”。义齿能围绕这个轴线旋转或倾斜。这样的卡环轴线类似于跷跷板的中心点。与在跷跷板末端放一个盒子阻止其倾斜类似，支托、连接体和基托可防止义齿围绕卡环轴线倾斜（图30）。重要的是要考虑在轴线的两侧提供最佳的间接固位体位置。离卡环轴线越远，间接固位效果越好。通常最好选择不对称且前后不一致的卡环轴线，因为这相当于增加了一个处于有利位置的间接固位体使其平衡。获得足够的间接固位往往是游离端基托（特别是双侧游离端）的难题；最终，主要连接体的类型，以及是否可以将支撑放置在任何前牙上，都成为比其他Kennedy分类更重要的考虑因素。

第31章 连接体和支撑结构

Connectors and bracing

James Field

图31 连接体和支撑结构

支撑

- 义齿完全就位时对水平移位的阻力

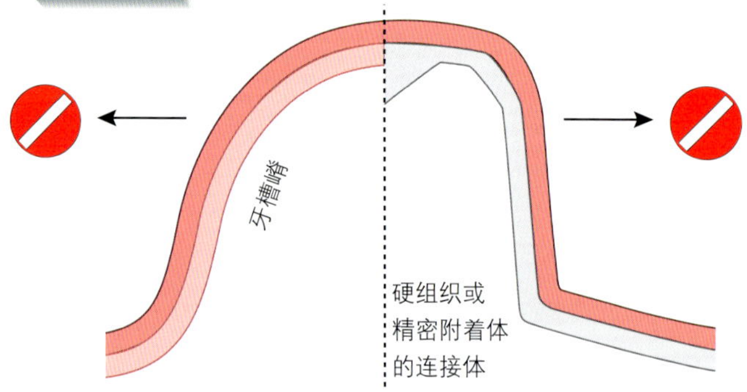

对抗臂源自？

- 腭穹隆 ✓
- 在游离端较好的前庭沟延伸 ✓
- 导向平面和精密或研磨的组织表面 ✓
- 不是来源卡环臂 ✗

连接体

主要的

- 设计原则考量因素：
  - 义齿如何接触软硬组织
  - 间接固位体、对抗性、刚性、自洁性和患者耐受性

次要的

- 邻近硬组织的支架组成元素
- 将较小的元件连接到主支架中

上颌

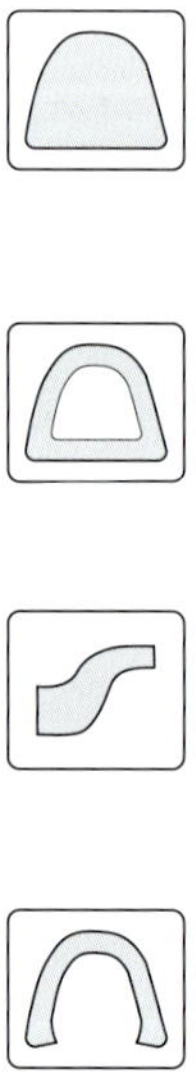

- 全固位：良好的内聚力和附着力
- 开窗式：减少了腭部覆盖，减少了支撑，减少了刚性
- 条带式：最小的腭部覆盖，降低刚性
- 马蹄形：没有腭部覆盖，耐受性好，支撑力差，刚性差

下颌

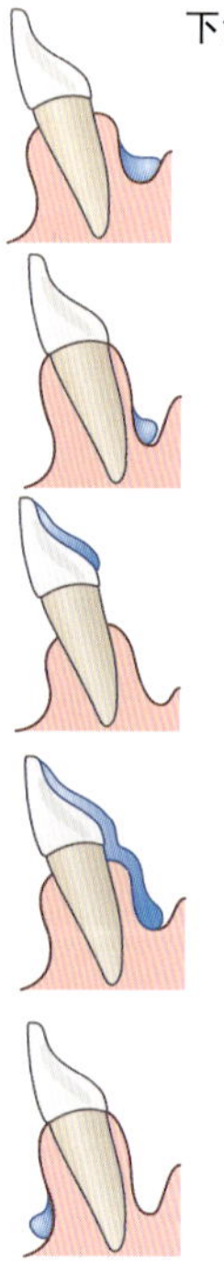

- 舌杆：卫生，耐受性好
- 舌下杆：卫生，耐受性好；坚硬；需要足够的口底深度
- 𬌗面杆：卫生，良好的间接固位
- 舌板：坚硬，良好的间接固位；黏膜覆盖
- 唇杆：良好的间接固位；有助于避免舌侧倒凹

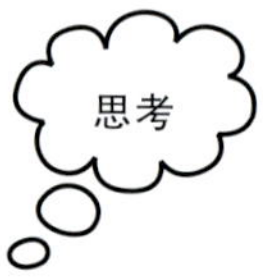

- 支架结构是如何连接在一起的？
- 主连接体如何"触及"基托或卡环？
- 这是一种牢固的连接吗？

一旦确定了硬组织、软组织的支持以及固位元件，就必须考虑如何将这些部件连接在一起。

即使不能利用牙齿来支撑硬组织，也希望使用钴铬合金支架支持，以减少牙龈覆盖或确保更大的硬度和强度。

支撑结构

在此阶段，需要将连接体设计和支撑结构放在一起考虑；通常两者是同样重要。支撑结构使义齿在完全就位时能够抵抗水平移位。这包括侧向和旋转运动。首先，支撑结构将从基托延伸到整副义齿承托区，并能够延伸到牙槽嵴并进入腭穹隆。可以从小连接件和支托获得一定程度的支撑，特别是当它们包含高大而宽阔的垂直表面（如研磨的肩领或导板）特征时（图31）。也就是说，在考虑如何优化稳定时，最好不要仅仅依赖这些。卡环臂不能提供任何支撑，因为当义齿完全就位时，卡环尖端应该是存在被动应力的。

大连接体和小连接体

通常，关于刚性支架一个容易混淆的问题是哪个部位是主连接体的“结束”和次连接体的“开始”。实际上，更好的做法是将小连接体视为靠近硬组织的一个设计结构。它将更精细或更小的结构（如支托或游离端金属网）连接到支架上。因此，尽管被称为小连接体，它仍然需要足够坚固，以将负载传递到底层组织和剩余的支架中。然而，大连接体应更多地被视为设计原则的体现，该原则考虑了支架一般应如何与软硬组织连接，同时考虑到间接固位、支撑、刚性、自洁和患者的耐受度。

小连接体

当考虑卡环的往复运动时，要考虑𬌗支托和卡环组件如何从大连接体延伸出来的原理。将设计绘制到设计表时，请明确标识希望每个组件如何连接。想象一下技师正在滴蜡或设计支架。医生对设计清楚吗？有没有考虑过钴铬合金支架如何在保持坚固的同时“满足”每一个设计元素？通常情况下，将𬌗支托连接到其他较小的连接体上并不是一个好方法，最好避免邻近基板处圈形卡环与网状基托相连。

一般情况下，支架距离牙龈边缘至少3mm。低于这一点，相对较小的空间容易残留食物，并降低自洁性。反过来说，在没有仔细控制菌斑的情况下，将支架向上延伸到近外展隙会增加牙龈炎与根面龋坏的风险；然而，这种方法也可以提供一定程度的间接固位和支撑。

大连接体

考虑如何将义齿连接到牙弓上时，重要的是要考虑以下因素：

- 牙齿间隙。如果牙齿存在散在间隙或患者存在牙龈退缩时，位于牙冠舌侧或腭侧的任何大连接体都很容易被看到。
- 局部软组织解剖结构。口底或前沟太浅可能会限制连接体的选择。
- 临床牙冠高度和角度。短小或接近垂直的腭侧和舌侧牙冠表面可能提供很少的间接固位或支撑。
- 剩余牙齿的预后。预计在中短期内会有牙齿脱落，这意味着可能会选择让大连接体更靠近特定的牙齿。
- 患者对已有黏膜覆盖范围的偏好。以前戴过义齿的患者可能会表达对牙龈覆盖方向的偏好。当戴入新义齿时，也可能表现出强烈的咽反射，这就限制了对黏膜覆盖的选择。如果后腭引起咽反射，可以考虑马蹄形的设计，然而，不要轻率地选择这个设计。不良的固位与不稳定的义齿常常会加剧咽反射，可能需要更多的支撑和更完全的覆盖。几乎所有的患者都会适应这种方法。
- 患者口腔卫生能力。大连接体越复杂，清洁程度就越低，保持无食物残渣和牙菌斑的难度也就越大。
- 需要间接固位、支撑和刚性。将大连接体延伸到特定的解剖区域，如腭穹隆或下切牙的舌面，可以提供一定程度的间接固位和支撑，同时也增加了设计的刚性。
- 需要最大限度地提高粘接力与黏附力。覆盖更多全口义齿承载区域的黏膜将提高粘接力和黏附力。在疑难病例中，这可能至关重要，如Kennedy Ⅰ类和Ⅳ类的病例。

大连接体选项如图31所示。上颌主要连接体可以采用全固位连接体、开窗式连接体、条带式连接体或马蹄形连接体的形式。下颌主要连接体可采取舌杆、舌下杆、𬌗面杆、舌板、唇杆或唇舌杆兼用的形式。根据作者的经验，𬌗面铸造杆没有被充分地利用，对于下前牙存在缺损，并且同时需要间接固位的患者，提供一个非常合适的解决方案。

当然，最终的选择取决于患者的喜好和医生临床经验，但一定要针对患者的每一次具体情况考虑所有选项，而不是默认习惯性的设计或期望技师做出选择。

第32章

测量和制备导平面

Surveying and preparing guide planes

James Field

图32　测量和制备导平面

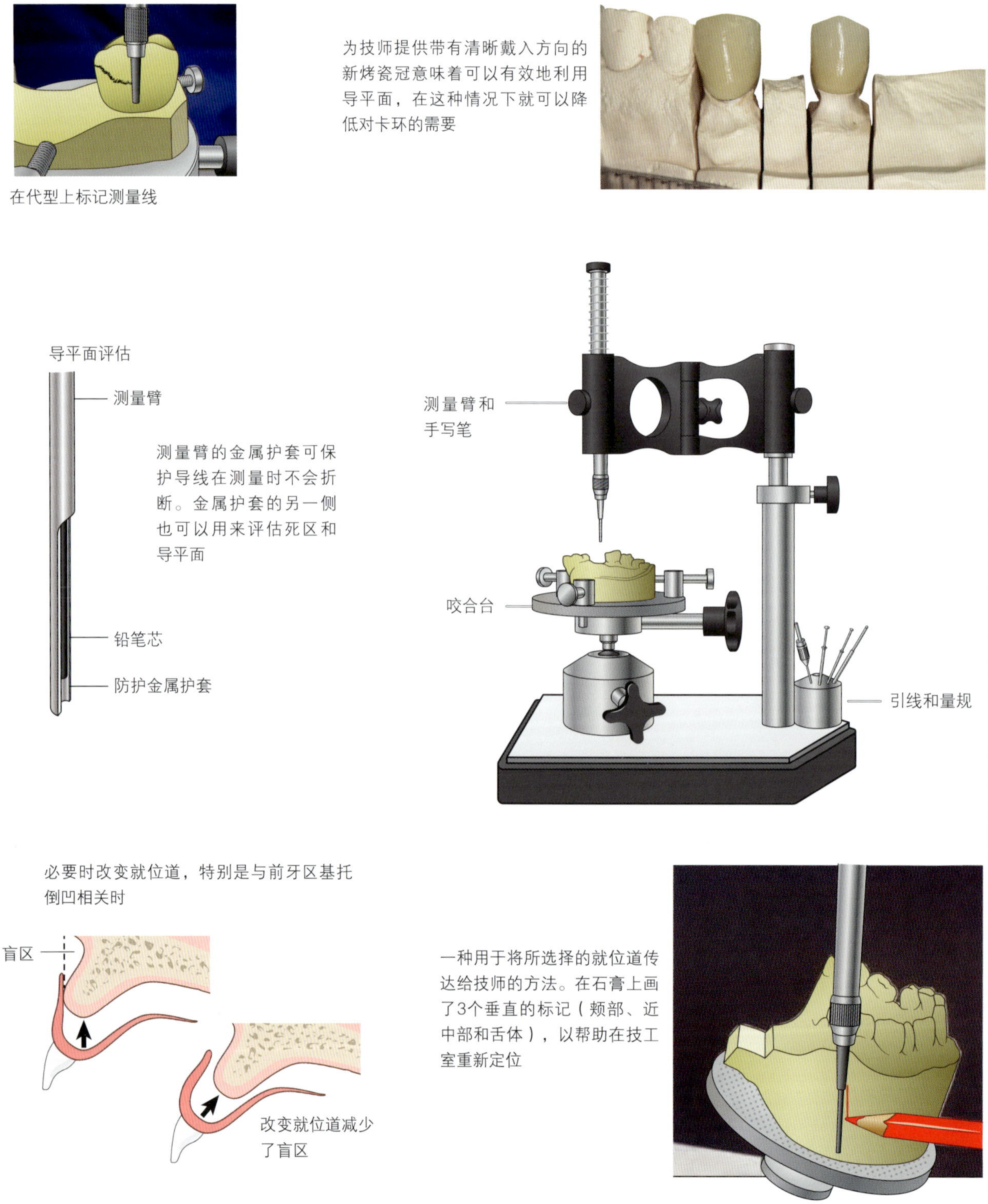

导线测绘是局部义齿设计过程中的关键环节。正如前面提到的，在进行设计之前并不总是需要正式测量模型。事实上，对于那些习惯于该过程的人来说，不加区别的测量产生的所有信息通常都会使设计过程过于复杂，并导致设计元素被遗漏或丢失。根据作者的经验，如果需要复合树脂恢复牙齿外形或改变/更换/提供间接固位，利用肩台、导平面和相应的倒凹来弥补设计不足时，需要进行导线的测绘。正如第29章所讨论的，在开始之前检查代型仍然是该过程的重要部分。

树脂基托的义齿需要测绘导线吗？

即使制作的是全树脂基托义齿，局部义齿的设计仍然是非常重要的。基托延伸、牙龈缓冲/轮廓和就位道（POI）仍应明确设计。如果没有确定好POI，那么技师很可能会将塑料义齿制作进倒凹区，那么只能期望在椅旁根据实际情况做出相应的调整。对于医生和患者来说，义齿初戴时似乎根本不合适。为了使其完全就位，不可避免地经常从多个就位道中去除丙烯酸树脂材料，使其最终会就位，但此时它的固位和稳定会降低，并且与给技师设计单一的POI相比，它会有更多的盲区。

对于刚性的小连接体，一旦有了“最佳的设计”，就需要去测绘模型检查其可行性。具体应考虑以下几个方面的问题。

天然脱位道

这是义齿在功能上倾向于脱位道的方向——通常其垂直于咬合面。有利的表面包括倾向于安放卡环的牙齿（检查是否有合适的倒凹）、与基托相邻的牙齿表面（检查是否有盲区）和前牙槽嵴（检查是否有可用的倒凹）。模型应放在测量工作台上，并调整至咬合平面与工作台平行。可以将铅笔芯插入测量臂中，通过臂一侧的延伸将铅笔芯向下支撑，以防止在测量时铅笔芯折断。铅笔芯不应延伸到金属支架之外（图32）。天然脱位道可以沿着相关的牙齿和牙槽嵴侧向追踪。反之，测量臂的刚性部分可用来评估是否有盲区（图32）。

就位道

设计与自然脱位道不一样的POI可以提高固位。主要是要消除前牙的盲区（通常是通过倾斜石膏的后端远离咬合平面）。在上颌牙弓上，这被称为后端向下倾斜。若还想更大程度地利用前牙牙槽嵴的倒凹区，或利用可能存在的特定导平面。在利用前牙倒凹区时，技师应该只将义齿延伸到超过牙槽嵴最大倒凹区1mm左右的位置。这可能意味着，相对于天然牙的脱位道，义齿在这一区域的延伸相对较短，这可能会影响支撑、美学和固位；因此，建议尽可能多地利用前牙槽嵴的倒凹区。可能还需要改变POI以协调倾斜或旋转的牙齿。

重要的是，一旦选择了新的POI，应参照新的就位道重新测量相关的牙齿导平面。为了充分地利用倒凹区，新的POI和自然脱位道都要兼顾考虑。然后，需要将新的计划POI传达给技师。实际上，一般的设计通常就足够了（如后部向下，稍微向左倾斜，以减少盲区并尽可能多的利用前牙区的牙槽嵴，并消除左侧后缘基托上的盲区）。如果POI比较复杂，则可以使用3个三脚架标记（两侧和前方）将新平面标记到石膏上，以便技师找到所需的POI。和技师解释一下更改后的POI以及理由仍是很有必要的。

导平面

使用两个或更多导平面可以提高义齿的固位。在许多情况下，使用多个导平面意味着减少卡环的数目。确保导平面的妥当制备技术上并不简单。导平面的高度应至少为3mm才能起作用。因此，重要的是要确保使用的车针高度足以切割导平面，同时，判断车针的长轴也是很重要的。长的柱形金刚砂裂钻是一个不错的选择，8mm左右的长度，可以相对准确地评估导平面的角度。决定利用导平面的面积越多，直接为单个POI准备曲面的技术难度就越大。构建导平面的最佳方法之一是将其设计在固位体中，在制作义齿蜡型时（或使用CAD软件），技师将能够使用导线测绘仪来确保导平面符合单一的POI。

牙列调整

一旦测量了石膏模型的天然脱位道和（如果不同）POI，就可以判断设计方案是否可行。可能有时候，想要放卡环的牙齿几乎没有倒凹。这时可以选择调整卡环轴线，也可以考虑改变牙齿本身外形。倒凹少的牙齿通常可以用流动树脂来增加倒凹（如先喷砂和硅烷偶联剂处理，甚至可以用牙冠来增加倒凹）。也可以考虑更换牙冠，在可能的情况下，这些牙冠应该更换为带有研磨肩台和导平面的设计的烤瓷冠。技师需要知道医生的设计，以便首先制作新的牙冠，并且这些牙冠应该在制作可摘义齿工作印模之前安装好。

第33章 支架设计和案例展示

Designing frameworks–case examples

James Field

图33 支架设计和案例展示

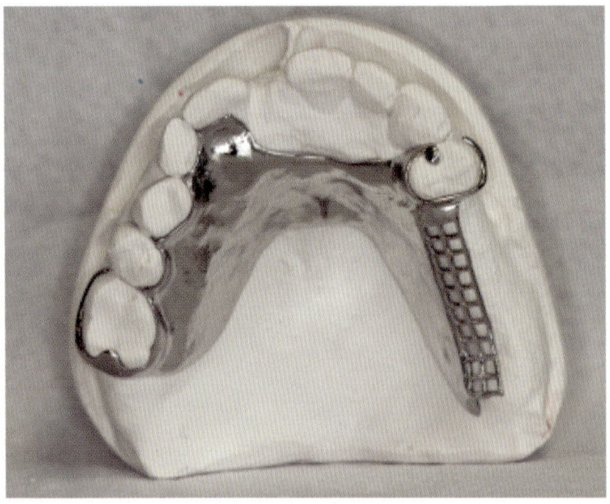

1

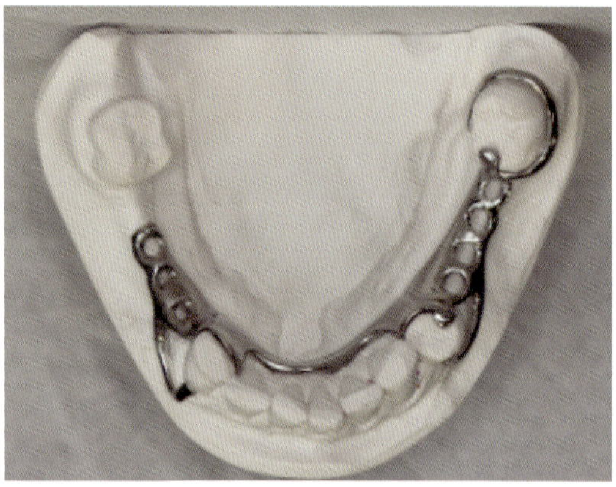

2

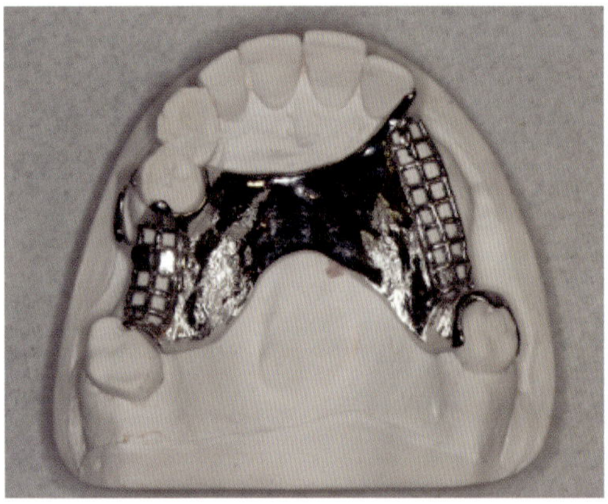

3

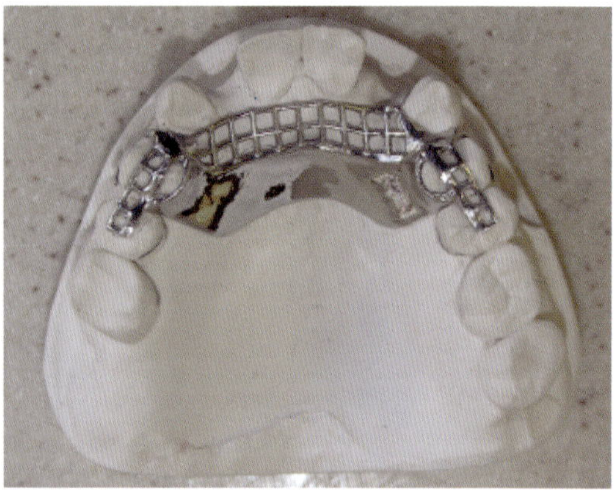

4

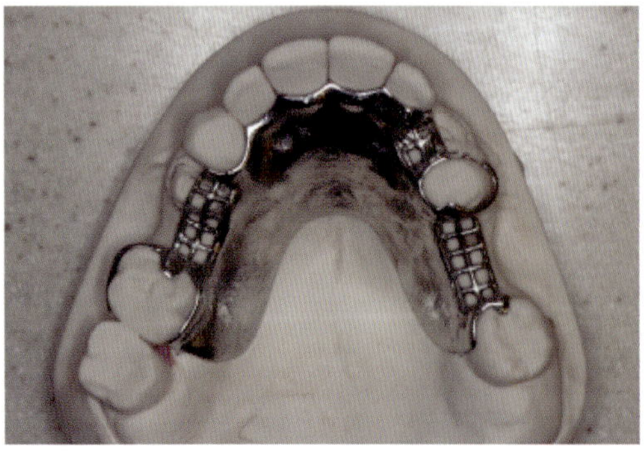

5

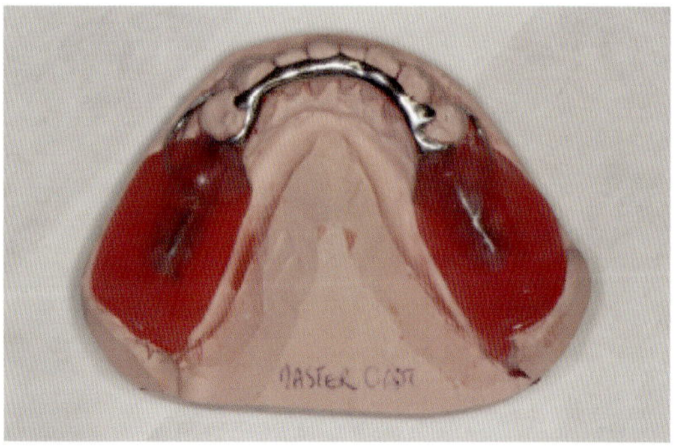

6

本章目的是通过在试戴支架阶段，选择分析一些真正的金属支架，来判断并证明支架设计的合理性（图33）。之所以选择这些案例，是因为它们提出了有用的观点，因此可以随时与同行和技师进一步讨论。重要的是要记住，不太可能只有一种理想的设计，一个房间里的10名医生最终可能会给出11种不同的支架设计。更重要的是，最好基于临床经验去证明哪种设计选择是合理的。

示例1：上颌Kennedy Ⅰ类，修正Ⅰ类

在这种情况下，卡环轴线是不对称设置的，并且前后不一致，为了最大限度地发挥间接固位体的作用。间接固位体应该位于离卡环轴线尽可能远的位置，最大限度地提高机械特性。这是一个有难度的病例，因为中点之间有很大的间隔。如果不小心，没有正确沟通设计，那么技师可能会误认为希望用小的前牙基板进行修复。后面修整石膏代型的方式也有点欺骗性。前磨牙和磨牙上的C型卡环合并支托放置在易进入的区域，并主要由大连接体进行往复运动，以减少卡环变形的机会。间接固位是从右侧上颌侧切牙和尖牙的腭侧支托，以及横跨牙槽嵴的完全延伸区和左侧上颌结节周围获得的。前牙的其余部分在腭部得到支撑，以适应来自下颌尖牙相对强大的咬合接触。患者偏爱马蹄形连接体设计，尽管可以将其略微延伸到腭穹隆，以提供更多的支撑和刚性。然而，这意味着在不影响硬度的情况下将支架从牙龈边缘缓冲是不可能的。向上延伸到腭部将提高支撑的基础，因此患者必须意识到如果不保持口腔卫生清洁，根部龋齿和牙菌斑堆积的风险会增加。

示例2：下颌Kennedy Ⅲ类，修正Ⅰ类

在这种情况下，主卡环轴线再次设置不对称，并且前后不一致，以便最大限度地发挥间接固位体的效果。间接固位考虑在左下前磨牙和右下磨牙。左侧磨牙牙周差，不能用于硬组织支撑和间接固位体的𬌗支托，因此在左下前磨牙上放置了一个额外的直接固位体。通常，将一个卡环连接到另一个小连接体（左侧的基板金属网）上不是一个好的方法。然而，在这种情况下，磨牙舌侧的倒凹太明显了，不能作为主要的连接件，所以使用了圈形卡环来确保往复运动的存在。支架的这一区域将特别脆弱，重要的是患者不要使用卡环臂来尝试取戴义齿。尖牙上的直接固位体（I型杆卡）用邻面板往复移动，这也有助于支撑。由于下切牙的覆盖和临床牙冠较短，所以设计了舌杆。

示例3：上颌Kennedy Ⅲ类，修正Ⅰ类

在这类情况下，由于前后牙修复上存在差异，所以，为了避免在侧切牙上放置不美观的卡环，将主要卡环轴线再次进行不对称的设置。因为腭皱襞限制了既定的全腭覆盖，所以这个病例很有难度。在左上磨牙和右上前磨牙上，尽可能地从远离卡环轴线处获得间接固位。假如腭穹隆没有覆盖，C型卡环已经与大连接体一起往复运动，以确保刚性和辅助支撑。上颌侧切牙已经做冠了，所以设计的支托应向远端基牙方向制备，以便为基托提供一些额外的支撑，而没有必要设计冠固位体。另一种选择是用烤瓷冠（PFM）冠替换牙冠，并设计高的腭部肩台以用于轴向支撑。

示例4：上颌Kennedy Ⅲ类，修正Ⅰ类

这种情况很有挑战性，因为正在探索利用可摘义齿来解决咬合垂直距离丧失的问题。用复合树脂修复了前牙，但前磨牙未能重新获得咬合接触，决定不替换现有的间接义齿。取而代之的是，支架被设计成允许在前磨牙上安装活动嵌体。而且，患者不想接受尖牙上的卡环，以及后部义齿也不想更换，这就意味着卡环轴线和随后的间接固位必须做出妥协。切牙的预后不明确，因此大连接体的前部预留了空洞，以便后期加牙，要考虑将支架向后向上延伸至第二前磨牙与第一磨牙的腭侧时的风险和益处。

示例5：上颌Kennedy Ⅲ类，修正Ⅰ类

作为义齿计划和设计过程的一部分，该病例前牙安装了新的牙冠。烤瓷冠有腭部肩台，使支架能够紧密适应，并沿其长轴加载。左侧切牙远中设计导平面，与同侧前磨牙内侧导平面相对应。为了最大限度地发挥间接固位的效果，主卡环轴线再次被设置为不对称，并且前后不一致。患者表示偏爱马蹄形连接体设计，因此可以将其略微延伸到腭穹隆，以提供更多的支撑和坚固度。大连接体是用来对抗卡环，几乎不需要在右上尖牙的远侧准备一个支托。因为，存在有固位效果的牙根，可作为覆盖义齿基牙。间接固位来自左侧磨牙近中支托和前牙烤瓷冠（PFM）的腭侧肩台。

示例6：下颌Kennedy Ⅱ类

在这种情况下，基托已使用RPI系统（近中支托凹、远中邻面板、I型杆卡）修复，以减少前磨牙牙齿的扭转力。通过放置𬌗面杆（与舌杆相比，𬌗面杆离卡环轴线的距离更远），间接固位得到了优化。与舌板相比，它的优点是减少了牙龈覆盖率，提高了自洁性。

第34章

固定–可摘联合的精密附着体

Precision attachments–the fixed–removable interface

James Field

图34　固定–可摘联合的精密附着体

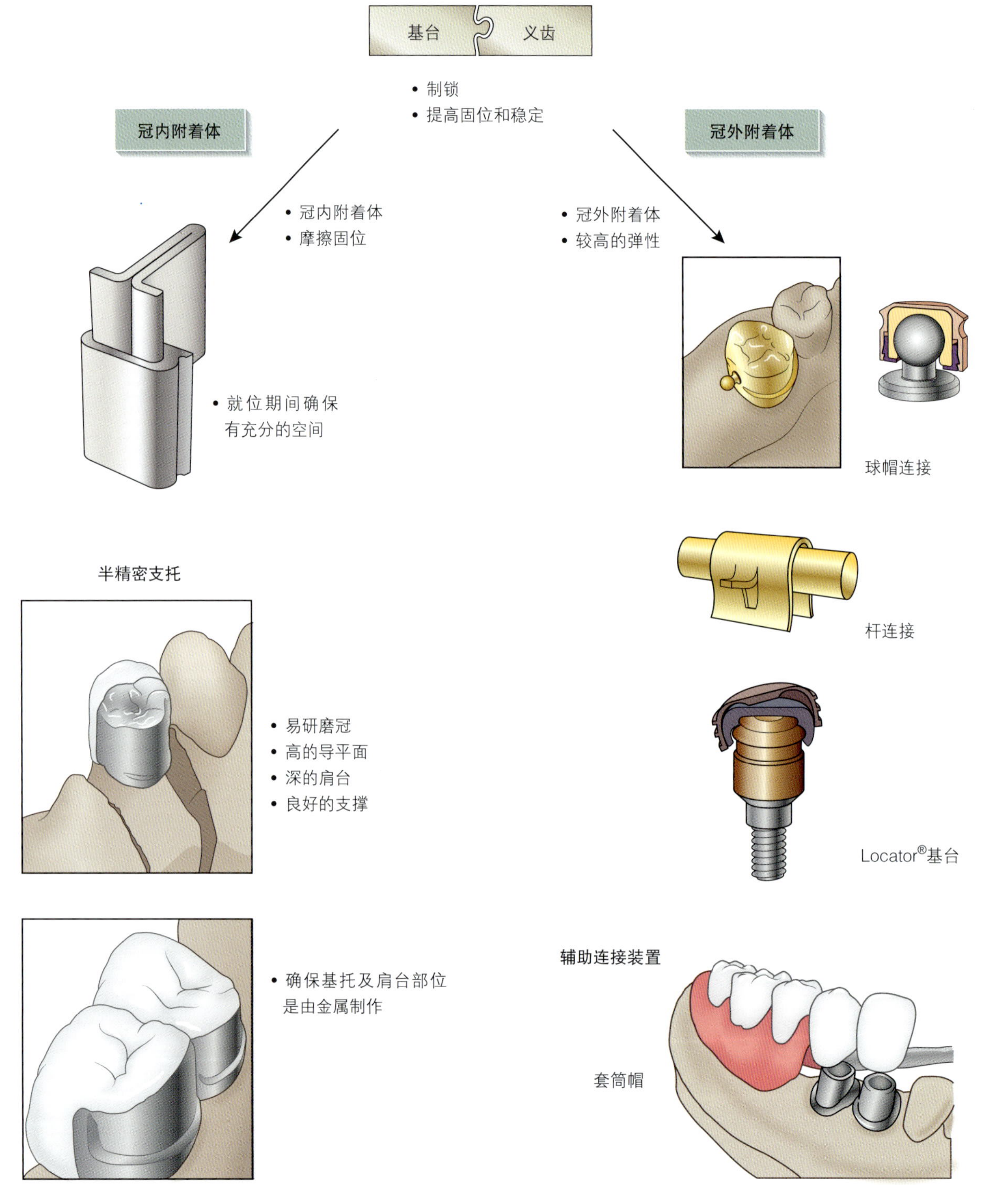

精密附着体是一种互锁装置，一部分连接到基台上，另一部分在可摘义齿上。精密附着体的主要目的是改善义齿的固位和稳定。

过去，使用精密附着体仍然是一个相对小众化的模式，需要一个有能力的技师和一个知识渊博的临床医生相互良好地沟通。但是，与种植修复相关的冠内和冠外精密附着技术越来越多，并且越来越多的制造商及技术人员采用CAD/CAM、3D打印和激光烧结技术。现在，许多主流公司（如Cendres +Métaux、Zest Dental Solutions和Nobel Biocare）都提供了多种精密附着体的解决方案。最常见与机械性相关的就是改善可摘局部义齿（RPD）固位。尽管近年来越来越多的弹性塑料原件参与精密附着体构成，但通常这些附着体是由两个匹配的贵金属部件组成。一个部件与基牙的牙冠部相关联，而另一个部件镶嵌在义齿中。

在RPD中使用精密附着体的潜在优势

- 增加的固位和稳定。
- 改善美观（没有可见的卡环组件）。
- 固位不受外部牙冠形态的影响。
- 减少支架体积。
- 避免卡环组件周围残渣的堆积。

使用带有RPD精密附着体的潜在缺点

- 通常需要更广泛的基牙准备。
- 对技术敏感（临床和技术），并且更耗时。
- 使用精密附着体时成本更高。
- 有牙冠最低高度的限制（通常> 4mm）。

精密附着体的分类

精密附着体通常按附着体的位置分类。

冠内附着体

冠内附着体连接位于基牙的牙冠内。它们在基牙和义齿之间提供刚性连接。通常是通过摩擦固位和机械制锁来实现的。这种提供机械优势的程度与临床牙冠的高度有关（因此，与冠内附着体的可能高度有关）。当使用冠内附着体时，如果基牙没有预留足够的空间，将会造成牙冠上的球状突出。显然，冠内附着体是对牙髓健康有影响，所以在理想的情况下，仅应考虑应用在已存在较大邻接面义齿的基牙。

冠外附着体

冠外附着体的连接体（或部分连接体）位于基牙牙冠的外部。这意味着各组件趋向于要允许有更大程度移动度或更高的“弹性”。附着体通常采用球帽形式，从牙冠侧方伸出。但是，附着体也可以是卡扣式（如Locator®系统）、杆或磁铁，并且它们往往会向殆面突出。因此，重要的是要确保义齿（以及预期的咬合垂直距离内）有足够的空间来容纳这类型的附着体。

Locator®系统非常受欢迎，因为它可提供一定程度的弹性，使得义齿不会完全与基台分离。在第41章中将对此进一步讨论。磁铁也仍然很流行，尤其是在保留的残根表面上，但是其弹性较差，较小范围的咬合不稳定就会导致磁铁及其附着体部分脱离。将磁性附着体准确地加工到义齿基托中以使其发挥最佳功能在技术上也具有挑战性。因此，义齿制作完成后，常常会使用自凝丙烯酸树脂在椅旁“获得”磁铁固位。钐钴磁铁具有抗腐蚀能力，可以在高达300℃的温度下进行处理。钕磁铁的强度是其2倍，而且非常薄，但是必须进行喷涂以防止腐蚀，并且它只能承受高达150℃的温度。

辅助部件

套筒冠（或套筒）被归类为辅助部件，因为它既不是冠内的也不是冠外的，而是牙齿的冠状面（图34）。使用黄金、钴铬合金或镍铬制作薄金属内冠，用于天然牙预备后的持续外部保护，该内冠具有最佳的冠内聚角。可以在内冠周围加工制作义齿（丙烯酸树脂或钴铬合金），也可以制造套管，将其嵌入丙烯酸树脂义齿内。后者往往更耐用。

还有一系列其他的附着体可供选择，以满足不太常见的临床问题。在某些情况下，可摘义齿很难完全沿着一个单一且通用的就位道就位。在这种情况下，可以使用螺钉精密附着体将可摘义齿的几个部分完全就位后锁结在一起。用螺栓开发出一种相似且更易于操作的装置，其衍生品就是悬锁义齿，其将在第37章详细地介绍。这样做的好处是，使用铰锁时，可以充分地利用倒凹，否则这些倒凹会被封闭。这种方法改善了义齿的美观、固位和稳定，并减少了食物嵌塞的发生率。

半精密支托

这种方法起源于20世纪50年代后期的CSP（通道、肩台、固位钉）体系，该方法需要安装金属冠，冠表面有设计导板，深而高的肩台和咬合钉槽，金属支架就可以安装在其上，被称为“研磨冠”。最近的衍生产品不包括钉槽，但是导向平面深而高的肩台提供了有力的支撑。这些牙应采用烤瓷冠或全金属冠，这样就可以为金属支架提供一定程度的弹性，而不会出现饰面材料破裂或牙冠本身破裂的风险。

第35章 支架和附件的处理

Dealing with frameworks and substructures

James Field

图35 支架和附件的处理

铸造支托和卡环

- 比没有支托单独不锈钢卡环更坚固
- 更精确的就位
- 对技师来说必须有明确的就位道

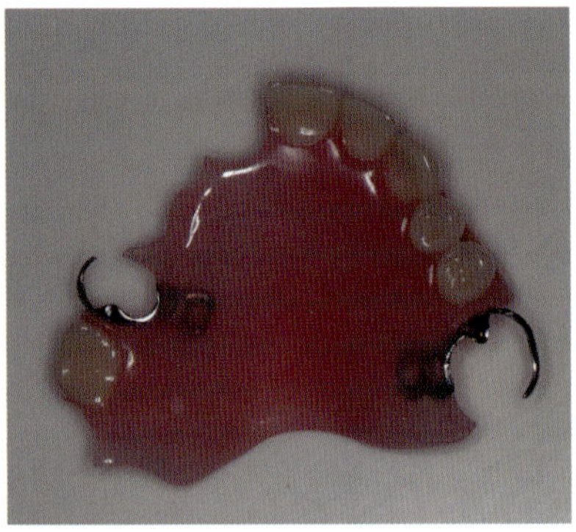

合金义齿

- 钴铬合金或预成形的不锈钢冠
- 覆盖元件可增加垂直距离，或在磨牙症患者中减少义齿的快速磨损

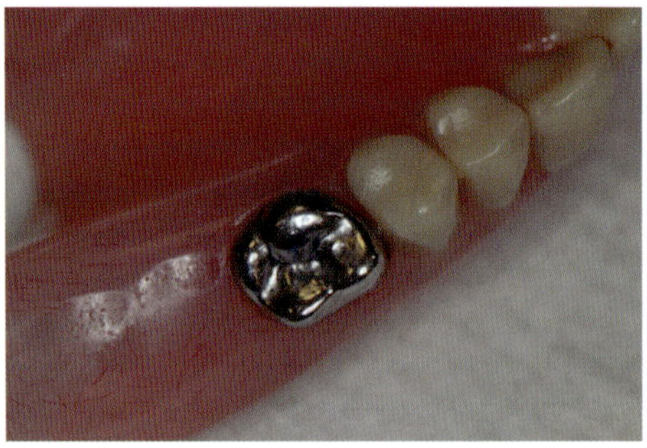

增加附件

- 如果预计在将来会有牙齿脱落，通过网状支架来为后续加牙预留可能性

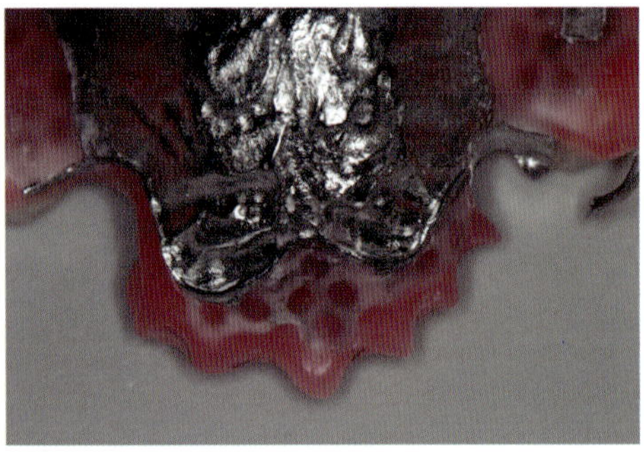

试戴

- 检查是否符合设计
- 检查就位道
- 检查铸件上是否有明显的磨损
- 仅放置支托，支架也能在口内就位
- 检查组织适合性
- 用GHM咬合纸检查咬合面，判断需磨改部分
- 检查咬合是否有干扰，是否美观

覆盖义齿

- 设计覆盖义齿时，要求预留间隙来充填树脂材料

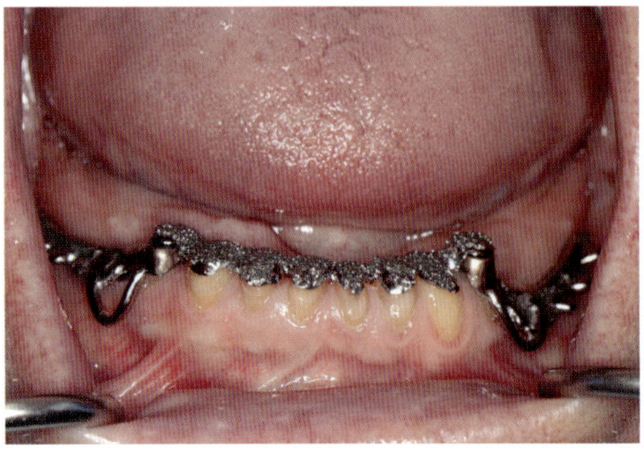

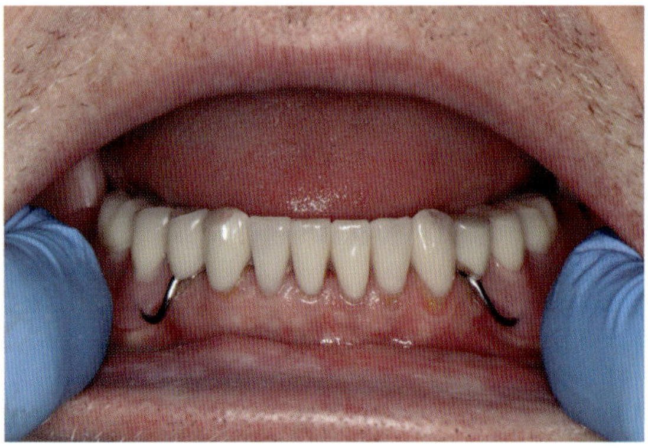

刚性支架的问题可能会引起很多麻烦，这主要是因为它们相对昂贵，而且由于重新制作的周转时间较长，支架的问题可能会大大延迟治疗的时机。

支架的试戴

可能会注意到支架适合性不好，值得考虑的是工作印模是否变形。如果部分印模材料没有获得托盘完整的支撑，该材料已从托盘上撕裂、剥落或变形，则最有可能发生适合性差这种情况。通过使用硅橡胶材料可以降低这些风险。如果牙齿松动或者印模过程中托盘对牙齿有压力，则可能还要记录牙齿位置的变化。最后，气泡可能是错误的根源，因此，无论是硅橡胶还是藻酸盐印模，都建议为了最好的结果需要提前试戴支架。不要以为技师可以“消灭”气泡，当技师在模型上去除气泡时，意味着倒凹区与牙齿表面的精度就出现了差异。

- 检查设计单。
- 注意就位道，将支架卸下并将其放回到模型上和口内时，不会引起变形或应力。
- 检查模型是否有明显的摩擦、磨损或断裂，因为这通常与口内的狭窄区域相对应。
- 口内试戴。如果感觉有阻力，请将薄的GHM咬合纸放在支架下以标记就位过紧的区域。检查基托连接处周围的支托和导平面板，尤其是在小范围的基托周围。决定是否可以进行必要的调整。如果不行，将需要重取印模，但必须将问题传达给技工室，并将旧支架发回以作为参考。如果完全就位，请检查它是否舒适，并且患者的牙列没有明显的压力。
- 仅依靠支托附件使支架就位。避免鞍基负载，否则将导致支架旋转。
- 检查咬合情况。开始咬合关系准确后很少出现问题，但是如果有干扰，请在牙尖交错位和小范围咀嚼研磨中用咬合纸标记。如果支托变得越来越薄，则可以考虑将其完全去除或重新考虑新的设计，太薄的支托会折裂而且非常锐利。

覆盖义齿。需要在支架上设计泡状突起，以便添加丙烯酸树脂或复合树脂，避免使用唇侧基板（图35）。如果是后牙覆盖，而患者有磨牙症倾向，或者丙烯酸树脂太薄而无法有效保留，则可以用钴铬合金。

铸造支托和卡环。钴铬合金支架使用铸造支架和卡环，而不是弯制不锈钢卡环，这是一种经济高效的选择，尤其是在仅需要一两个卡环的情况下。这样做的好处是，支托可以包含一个必需的附件，并且刚性组件比无支持功能的不锈钢卡环更适合。以作者的经验，它们非常合适，但是仍然需要考虑就位道、盲区和倒凹。

合金牙

这些可以是钴铬合金或不锈钢预成冠（图35）。可以用钴铬合金铸造冠，以使牙齿嵌入树脂内，或者如前所述，作为金属支架的一部分。考虑义齿的相对材料以及患者是否患有磨牙症倾向或特别重的咬合力。

增加附件

作为义齿设计过程的一部分，应该考虑牙齿的短期至中期的预后情况，即在义齿的使用功能寿命期间可能会出现牙齿缺失。在这种情况下，支架的设计允许将来对其进行调整（图35）。其中，可能涉及将支架扩展到后期需要加人工牙的部位，并考虑在支架上打孔，以便可以轻松地添加丙烯酸树脂。

保护小的前牙区基托

在上颌牙弓，单牙或整个小基托通常会从下部结构上断裂。有深覆𬌗或副功能运动习惯的患者会加剧这种情况。在这些情况下，值得考虑的是，是否要将支架扩展到牙齿腭面，以保护这些牙齿的正常功能。如果唇侧空间不足以将义齿放置，则要将义齿修整以贴合在支架上。如果可以及早发现此问题，将帮助设计合适的支架并检查咬合干扰。这是进行预设计特别有用的地方，技师甚至可能希望在支架完成之前进行前牙试戴，以便他们确定理想的修复范围。这将有助于优化支架设计，显然，在这种情况下，与技师进行有效的沟通是有益的。

调整卡环

技师通常会“取消”卡环，以利于基托的就位和从模型上方便取下。这可能会导致认为该支架固位差或合适性差，因此，首先要在设计单上检查该支架，这一点很重要。卡环尖应紧贴牙齿的表面，而不是远离牙齿的表面。可以要求技师在完成抛光前重新“启用”卡环，但是可能时不时需要自己调整，还需要随着卡环的变形不断调整卡环，以便与牙齿表面重新贴合。卡环应使用Adams钳进行调整，在作者看来，调整与主要大连接体一起往复运动的C型卡环比环式或三臂卡环更容易，且更可预测。卡环臂在与下部结构的连接处容易变形，而不是卡环臂本身内变形。为避免这种情况，Adams钳的尖端应握持在卡环臂与𬌗支托接合处，靠近卡环臂前端，不应调节卡环尖端。请勿抓握太紧，否则钳子的尖端平面将会使卡环臂变平并变形。相反，请施加一些轻微的向内压力。当看到卡环尖端移动时，就够了！

第36章 功能印模技术和RPI卡环系统

The altered cast technique and the RPI system

James Field

图36　功能印模技术和RPI卡环系统

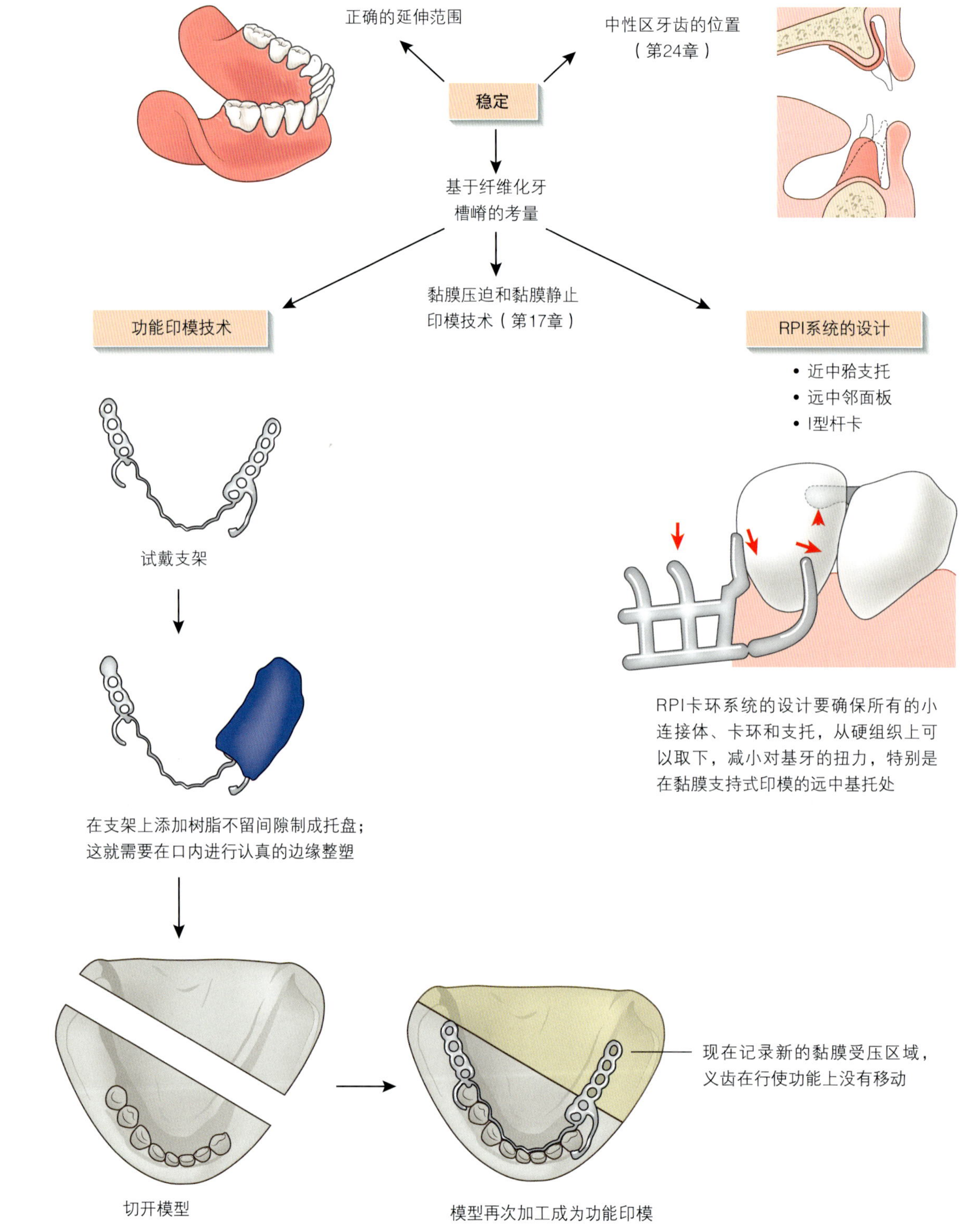

先前，本书讨论了优化义齿稳定的策略。包括：

- 正确的延伸范围，从功能性前庭沟内，到延伸至整副义齿承载区域。
- 在中性区内排牙。
- 松软牙槽嵴的考量。

有关松软牙槽嵴，有几种方法可以帮助适应义齿基托下方的不同移动。在第15章～第17章中讨论了在功能印模期间维持或压迫软组织的问题。在很大程度上讨论的内容与无牙颌有关。尽管这些技术可用于部分牙齿缺失的患者，但两种其他过去公认的技术也可以被使用。这些将在下面进行讨论（图36）。

功能印模技术

当覆盖在游离端上的组织可能导致义齿基托向下移动并旋转时，可以使用功能印模技术。对于脱位的缓冲可以减小支架对基牙的扭力。这种方法不会产生任何明显的临床差异，并且在初印模期间使用对黏膜有压迫性的材料，可以消除对进一步特殊干预技术的需求。无论如何，如果决定采用功能印模技术来正式处理游离端受压的问题时，通常在支架试戴阶段之后再预约一个时间进行局部取模。该技术的目的是“重新记录”具有更大可压缩性的游离端黏膜组织。

一旦确定了支架的准确性，技师将使用自凝树脂片对支架进行调整，从而在游离端周围重新创建出特殊的托盘延伸区域。技师在添加自凝树脂片时不预留空间。这意味着当支架完全就位并且在自凝树脂片上装有印模材料时，印模会压迫黏膜。因为托盘没有打孔，所以最好使用氧化锌丁香酚或重体硅橡胶（带有适当的粘接剂）记录游离端。正常情况下，请确保托盘已充分修剪，并在必要时用整塑蜡对边缘进行整塑。

一旦技师收到功能印模后，就将印模的游离端转角切掉，并将支架重新固定在模型上。然后将模型缺失的部分重新灌注，以显示受压的游离端黏膜。从理论上讲，最终的义齿不太可能在行使功能时“弹起”，而且会减少基牙上的扭力。

一个非常常见的临床错误（可能是造成使用这项技术可靠性降低的原因）是丙烯酸自凝树脂的边缘扩展被忽略了。边缘区经常只是简单地装满材料并制取印模，而没有仔细检查延伸部分或注意边缘的塑形。这导致了游离端黏膜受压，且过度延伸。将一个临床问题替换为另一个。不要忘记在功能印模时检查树脂边缘的延伸范围，或在功能印模的过程中充分的边缘整塑。

同样，确保支架就位时仅依赖牙支撑元素也是很重要的，否则游离端受力时支架会倾斜。Kennedy Ⅰ类缺损最有可能出现这种情况。如果发生倾斜，将支架重新安置在技工室的工作代型上时，支架会发生变形。

RPI系统

覆盖游离端鞍基的组织可能导致义齿基托功能性地向下移动和旋转时，也可以使用RPI（支托、邻面板、I型卡环）系统。RPI卡环系统不仅仅尝试使用功能性印模再次记录组织的受压程度，同时也是一种特定的支架设计形式，可以明显降低义齿基托旋转对基牙的影响。

RPI包括以下组件，这些组件特别涉及与游离端相邻的基牙：

- 近中殆支托（而不是紧邻基托的支托）。
- 远中邻面板（从边缘嵴向下到附着的牙龈组织上）。
- 龈向的I型杆（当义齿旋转时，卡环会被动地向支持空间移动）。

这种卡环和支托联合减小了施加在基牙上的扭转力。通常，随着在牙槽嵴上的移位，远端的支托将在牙齿上施加不利的扭力，而C型卡环的尖端也将朝向牙齿表面而不是沿轴向传导应力。相反，当基托受压时，近中殆支托和龈向的I型杆卡会被动地从牙齿表面分离（图36）。远中邻面板是一个高位的导平面，这意味着基牙的远端应按照预期的就位道进行预备。长的远中邻面板由于与组织紧密接触而需要更加细致的口腔卫生维护。但是，当义齿移动时，它可以防止食物嵌塞，从而进一步稳定义齿并保护牙齿-组织的连接界面。

通常，RPI系统——通过近中殆支托和I型杆实现功能。没有太多的证据证明该方式会造成明显的临床差异。作者不会建议为每个游离端修复都采用这种设计方式。要注意游离端黏膜是否比正常情况更具有压缩性。更重要的是，应该考虑殆支托可以使用的位置，综合考虑任何可能存在的义齿形式以及对合的咬合接触。由于游离端修复而盲目地放置近中支托，可能会造成比潜在的基托不稳定更严重的问题！

第37章 悬锁修复
Swing-lock prostheses

James Field

图37 悬锁修复

悬锁修复的适应证和禁忌证

✓

- 适用于短牙弓修复
- 5mm以上深的前庭沟
- 适用于硬组织倒凹
- 避免使用卡环
- 稳定牙周状况不好的牙列

✗

- 手动取戴的灵活性差
- 美观性差
- 系带高附丽干扰悬锁臂的位置
- 附件的创伤性咬合干扰
- 倒凹不足

一种典型的悬锁装置的设计

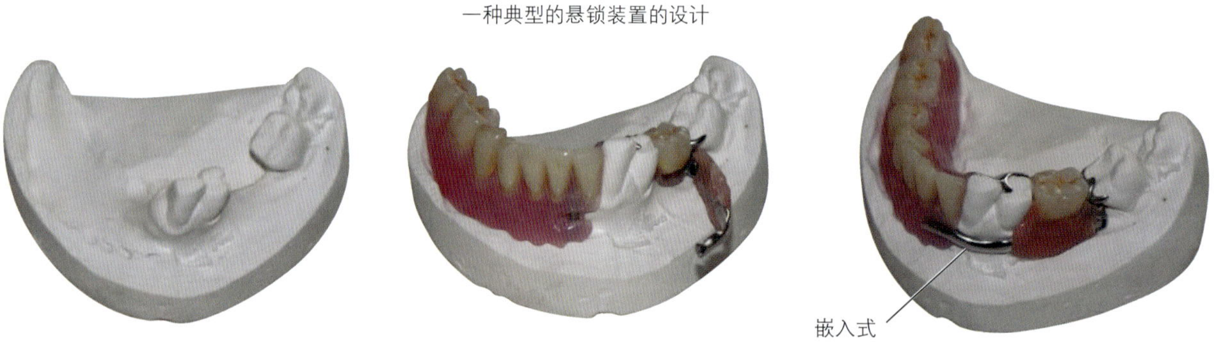

嵌入式卡环装置

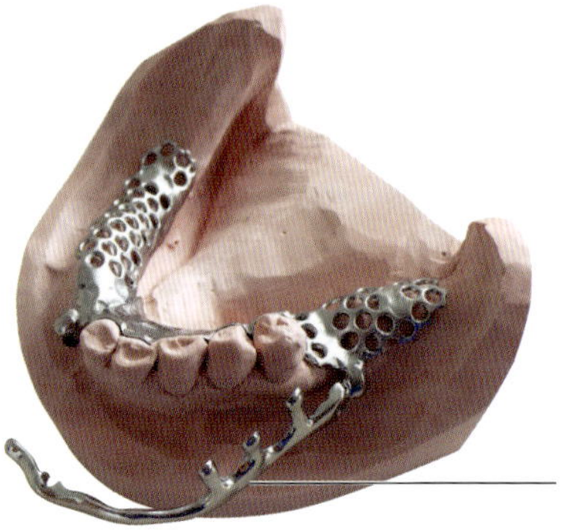

多种卡环装置。多个I型杆卡代替外展隙的树脂。这种设计不太美观，但更易清洁

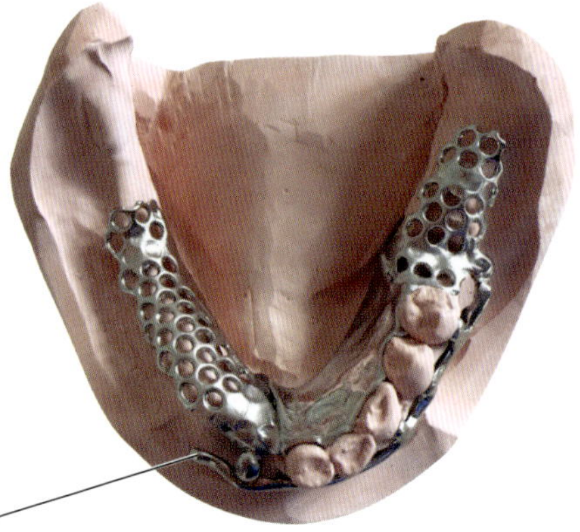

- 容易取戴而不是简装的嵌入

悬锁义齿通常是特殊治疗方式。几乎没有任何理由在设计治疗计划时不考虑悬锁设计。考虑到设计特点并与信任的技师保持良好沟通后，悬锁设计可以成为标准牙齿修复方式的一部分。

什么是悬锁义齿?

悬锁义齿包括预制的唇或颊侧铰链，该铰链附接到大连接体的精密附件上。尽管聚合技术的进步意味着现在可以使用“替代插入”的方式将悬锁支架嵌入支架中的固位装置内，但是常规上悬锁支架仍然作为一个独立的整体进行铸造。通常，固位杆在唇侧组织面扣紧之前，悬锁义齿就已经从舌侧或腭侧就位。固位杆可以利用牙齿和（或）无牙颌牙槽嵴提供的倒凹，并且通常由舌板或腭板来正常地往复移动。

适应证

以下情况可能会考虑使用悬锁设计：

- 适用于短牙弓跨度，唇侧至少存在5mm以上深度的功能性前庭沟。
- 义齿缺乏支撑和固位，如硬组织倒凹。
- 避免设计或更换牙冠，或其他冠外形态的改变。
- 避免暴露不美观的卡环或𬌗支托的需要。
- 存在多个外展隙的空间。
- 义齿将获得牙周夹板式的支持。

禁忌证

- 手动灵活性差。在考虑悬锁设计时，评估患者手的灵活性非常重要。这涉及他们沿着预定的就位道放入支架的能力，锁定和解锁组件的能力，以及控制基牙周围口腔卫生的能力。悬锁式义齿通过覆盖牙齿的整个舌侧和腭侧表面来最大限度地提高其稳定性。因此，存在食物残留、牙菌斑积聚和龋齿的巨大风险。
- 美学需求。从美学角度来看，考虑患者微笑线的高度或下唇线的位置也很重要。这将帮助确定是否卡环或支架是可见的。
- 悬锁臂附件。应谨慎观察支架区域内较高的悬锁臂附件。充分悬空可能会限制设计或完全阻止支架向前庭沟内的延伸。
- 创伤性咬合。2级、3级和4级A型卡环的创伤性覆𬌗或深覆𬌗，可能会限制支架延伸至天然牙的整个舌体或腭表面。
- 无倒凹。剩余的牙列或牙槽没有提供倒凹，这意味着悬锁将无法获得任何有用的固位。

评估牙周状况

一些临床医生坚持认为，悬锁设计对于将牙周病患者的牙齿做夹板固定非常有用，特别是患者正在向无牙颌状态过渡时。向患者介绍这种方法的固有风险非常重要，尽管固定在牙齿上确实可以帮助他们适应可摘义齿，但使涉及天然牙的问题可能会持续或者恶化。总而言之，作者建议最好在牙周稳定的牙齿（无活动性牙周疾病）周围采用悬锁设计。理想情况下，移动性很小，并且水平骨支撑至少为50%。这是一个估计的数字。值得注意的是，在没有𬌗支托，仅有舌板的情况下，旋转轴更靠近牙龈边缘，这样对远端基牙的扭矩作用最小。

锁闩组件

锁闩组件应位于唇侧牙槽嵴退缩的区域中（图37）。必须确保在该区域中的功能印模是准确的，这意味着要仔细地扩展专用托盘。作者建议用可塑的材料（如硅橡胶或边缘整塑蜡）常规记录边缘。在印模灌注之前，任何大的楔状间隙都可以从腭/舌面填塞，从唇侧表面预留一定程度的楔状间隙。这阻止了邻间隙印模材料的撕裂，并在需要时确保丙烯酸树脂良好的适应性。

固位结构

锁闩臂摆动闭合，同时利用牙槽嵴的倒凹区来进行直接固位。如前所述，也可以利用丙烯酸树脂进入楔状缺损区域来固位（图37）。也可以使用单个I型杆（称为支柱）或多个支柱（图37）。丙烯酸树脂饰面能更紧密地适应牙齿表面，从而带来更好的美学效果（尤其是在有较大楔状缺损区或缺隙的情况下）和更少的食嵌。

为了最大限度地支撑，将舌板与腭板固定在天然牙的舌面和腭面上，止于略短于切端的部位。还可以设计𬌗支托在近中和远中表面以及多颗牙齿上。为了进一步优化支持力，可以考虑使用带有导平面和切削肩台的烤瓷冠。

连接体的设计

悬锁式义齿的刚性连接体可以遵循传统的连接体设计，前提是舌板或腭板可以作为多种唇侧附件的支持并进行往复移动。在上颌弓中，可以成功地采用条索状、马蹄形、开窗形或全覆盖设计。只要记住有效的支撑和刚性是利用骨穹隆获得的。

第38章 牙龈饰面

Gingival veneers

James Field

图38 牙龈饰面

牙龈饰面

- 取代软组织空间
- 修复理想的软组织形态
- 覆盖并保护不良的缺损
- 避免牙周翻瓣手术
- 提供局部药物和敷料

禁忌证

- 口腔卫生差
- 易患龋
- 活动性牙周病
- 手活动性差
- 对丙烯酸树脂或硅橡胶过敏
- 不愿暴露附件

增加托盘手柄，并适应托盘外围，以充分地利用整个前庭沟区域

1 准确的初印模，全面记录唇面和前庭沟。可能需要修改初印模托盘，尤其是存在显著缺陷的地方

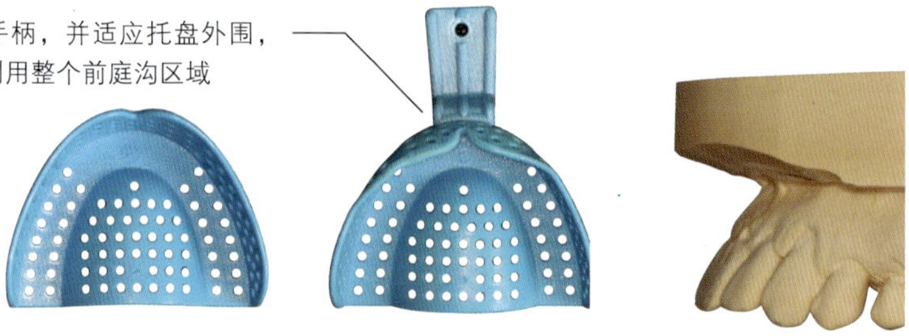

2 应该做一个个性化托盘，围绕尖牙牙尖周围为止点。在接受初印模之前，腭部楔状间隙要进行封闭，防止硅橡胶进入间隙和随后撕裂

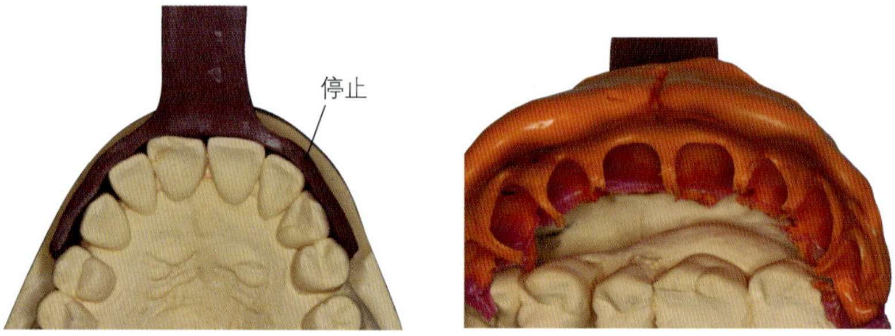

3 用牙龈比色指南进行遮色记录，也可以用数字方式确定

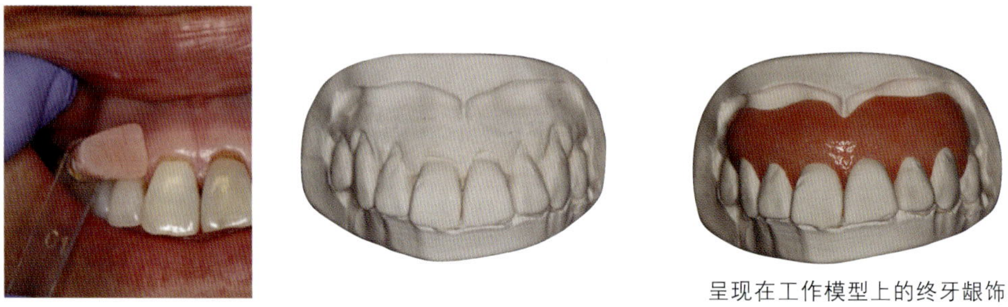

呈现在工作模型上的终牙龈饰面

牙龈饰面（有时称为牙龈义齿）是一种可取下的装置，通常在上颌前部使用，以实现：

- 替代缺失的软组织。
- 恢复理想的软组织轮廓。
- 覆盖并保护退缩的缺损区。
- 避免牙周翻瓣术。
- 向牙周和牙齿的硬组织输送局部用药与敷料。

对于大多数患者，牙龈饰面将解决大多数，而不是全部的这些功能（图38）。牙龈萎缩会引起美学上的问题，由于暴露的牙根表面而引起明显的牙本质敏感，以及由于空气通过缺损处漏出引起的语言问题。一些患者还将在较大的缺损空间中饱受大量食物积聚和停滞的困扰。

不论牙龈饰面的功能如何，毫无疑问，患者的口腔卫生必须很好。否则，这种紧密配合的装置将导致明显的软组织炎症和覆盖硬组织中的龋齿。许多戴着牙龈饰面的患者已经存在暴露的牙本质，这使他们处于患根龋的高风险中，特别是如果长时间使用该饰面积累了牙菌斑和致龋物质。修复后，重要的是要向患者强调定期检查的必要性。

禁忌证

- 对于不能有效维持良好口腔卫生的患者，应建议不要使用牙龈饰面。
- 也不建议用在除了过渡性应用之外的所有应用中，如针对活动性牙周疾病或经评估具有高龋齿风险的患者使用牙龈饰面。
- 牙龈饰面是相对较小的义齿，不好取戴。因此，手的灵活度较差的患者可能难以操作——并且，根据作者的经验，发现摘除是最困难的问题。
- 如果患者说明或证明对丙烯酸树脂或任何其他义齿材料过敏时，也不建议使用。
- 尽管可以通过设计硅橡胶饰面来避免这一特殊问题，但是突出的系带附件等可能会削弱丙烯酸树脂基板的强度。这些就是该技术的局限范围，接下来将进一步讨论。

饰面材料

临时牙龈饰面可使用硅橡胶或光固化丙烯酸树脂直接在口内或椅旁制作。向患者提供可以预期的覆盖范围或提供即刻的解决方案可能很有用。但是，使用这些方法的美学效果可能无法令人满意，将丙烯酸树脂材料直接放置在患者的口腔中固化，无论是生物学上还是机械上都存在固有的风险。最佳的牙龈饰面通常是间接法制造的，并由热凝丙烯酸树脂或硅树脂的材料制成。

间接技术

要获得准确的唇颊侧前庭沟位置，需要进行功能性印模制取。这可能需要对成品托盘进行调改或个别托盘边缘整塑，重要的是，提前使用整塑蜡封闭倒凹区（从腭侧面观察），以防止印模材料锁结进去，移出时印模撕脱。个性化的托盘需要在侧切牙和尖牙的切端做一个止动件，轻体硅橡胶用于邻间隙区域的印模制取。先在托盘上用中体和重体材料取模，并旋转就位，使得托盘可以提供足够的压力使轻体材料进入到邻间隙。建议避免使用印模膏，因为在没有完全封闭的托盘中使用时容易拖拽变形。印模沿着唇颊侧线性脱位去除。

固位

通过尖牙或前磨牙的远端获得丙烯酸树脂贴面的固位。丙烯酸树脂可提供一定程度的曲度，这意味着义齿会“扣”到位，因为它会与硬组织提供的倒凹接触。放置到位后，扩展到外展隙的延伸部分（代替牙龈乳头形态）将提供一定程度的支持和固位。与附着的牙龈组织接触产生的少量内聚力和黏附力将有助于改善固位和稳定。在更高级的情况下，可以使用精密附件将牙龈饰面连接到口内的其他固定或可摘义齿。

硅树脂与丙烯酸树脂

硅树脂饰面变得越来越流行，尤其是随着牙龈特征程度的提高。尽管它们不如丙烯酸树脂坚固，但看起来更自然。几乎可以消除所有死角，因为有机硅可以从倒凹中抽出。使用硅树脂，有可能充填满几乎整个唇腭侧的缺损区域。因此，除了有助于固位，硅树脂还适用于牙齿拥挤、短牙弓和短基板的患者。有机硅材料在功能上更适应软组织，它们通过内聚力和黏附力获得了很大程度的固位。因此，口腔干燥而又没有任何合适的唾液替代品的患者可能难以有效地控制硅树脂贴片。此外，尽管硅树脂贴片由于其柔韧性和紧密的软组织接触而显示出良好的适应性与舒适性，但据报道一些患者反馈，他们在进食期间比丙烯酸树脂贴面更容易脱落。

遮色

在设计阶段就必须与技师保持良好的沟通。临床照片（包括牙龈色泽标签）、图表和数字化口扫可以帮助传达组织的结构，包括黏膜龈线、点彩和血管形成。

第39章 即刻义齿

Immediate and training prostheses

Claire Storey, James Field

图39 即刻义齿

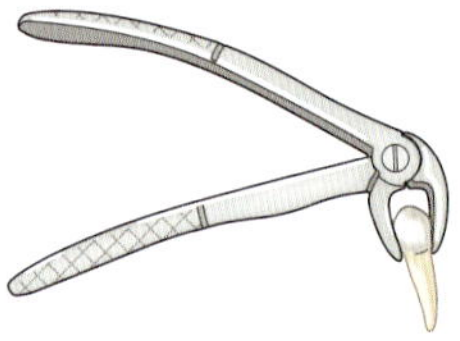

即刻义齿

- 拔牙初期

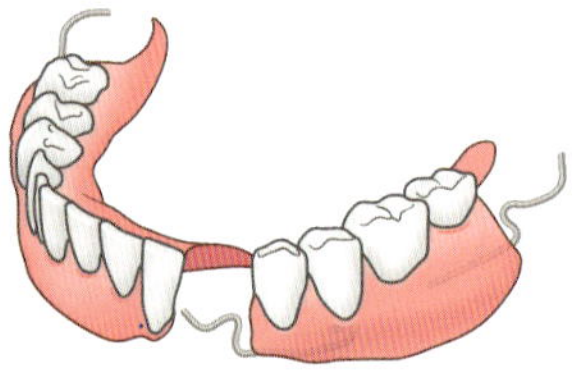

临时义齿

- 提供咬合稳定
- 阻止不必要牙齿的移动
- 适应新的咬合距离
- 改善美学
- 设计理想修复

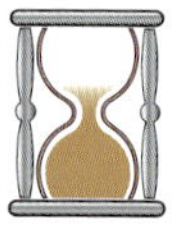

- 有限时间后永久的修复

↓ 过程

初印膜

附加阶段

初印膜 → 记录牙尖交错位+咬合记录 → • 支持大基板或多个基板 • 确保稳定和准确的发音

初印膜 ↓ 拔牙 ↓ **完成**

记录牙尖交错位+咬合记录 ↓ 试戴

试戴 → 完成

试戴 → 如果可能，检查形态和美学，特别是大基托时

↓

24小时

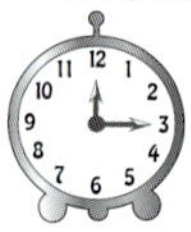

维持原样

- 保护拔牙窝（缝合或不缝合）
- 减少创伤
- 减少肿胀
- 保证准确的佩戴

↓

再次评估 3～7天

- 饮食建议
- 卫生建议
- 再次确认愈合
- 义齿粘接的建议

4～6周

- 如以前
- 局部要求重衬

→ 见第43章组织面调整和重衬

修复专业术语表（Glossary of Prosthodontic Terms）（*Journal of Prosthetic Dentistry*出版）将即刻义齿定义为“在拔除一颗天然牙/多颗天然牙后立即安装的义齿”。它可以是部分或全口义齿。有时，义齿也可以设计成为具有临时功能，以提供稳定的咬合，防止不必要的牙齿移动，检测新的咬合垂直距离或改善美观。这就是所谓的“临时”义齿。临时义齿实际上也可以是即时的。在任何情况下，到达了愈合结束的时间都应彻底更换即刻义齿和临时义齿。该过程如图39所示。

全口即刻义齿

当决定从受龋齿或牙周疾病影响的末端牙列中拔除剩余的牙齿，或者外伤使牙列无法修复时，通常会考虑全口即刻义齿。它们通常是从初印膜（第12章）中直接制作，特别是如果要拔除的牙齿已经有松动或疼痛的情况下，义齿的制作就更困难。

技师在制作义齿之前，先将石膏模型上的剩余牙齿清除掉。他们要预估拔除后对牙槽嵴进行调改的范围。由于剩余天然牙列的存在，在义齿完成之前进行试戴通常是不可能或没有用的。出于这些原因，义齿可能需要进行一些椅旁的调改（通常是重衬）或使用某些义齿粘接剂以提高稳定或固位。在牙齿位置/模型和色泽方面，前牙的美学也需要预先进行调整。为了提高义齿的适合性，测量拔除牙齿的牙周袋深度可以帮助技师预估软组织塌陷的量。

在进行复诊时，患者必须做好适应新的即刻义齿的准备，包括在拔除后约24小时内安装义齿，以保持牙槽中的血块稳定并防止拔除后肿胀。如果义齿没有及时佩戴，则后期患者可能无法将其重新戴入，或者遭受巨大的痛苦和困扰，特别是拔除牙齿数目较多或进行手术拔牙的患者。

患者应当注意义齿的卫生，并建议更柔软、轻便、不黏稠的饮食，避免过多咀嚼较硬的食物。当利用肌肉控制能力并学习使用新的义齿行使功能时，这一点尤其重要。在此阶段学习义齿粘接剂很有用。通常，在合适的位置上安放3个位置适合豌豆大小的点就足够了，其中也包含有关如何从义齿和口腔组织中有效去除粘接剂的方法。预计患者会在2~6周适应，但在愈合阶段可能需要频繁调整并进行硬/软重衬。

在愈合阶段，在椅旁应用软衬可有助于义齿修复。随着牙槽嵴在约6个月内持续愈合和重塑，可能需要在椅旁进行多次重衬，以增加可摘义齿的固位、稳定、舒适度和适应性。根据拔除的牙齿数量和患者对义齿的接受程度，如果要变成永久义齿，可以将其在椅旁进行硬衬，或者再次传统意义上重新制作新的义齿，并纠正已经存在的患者无法接受的问题。

局部即刻义齿

在拔牙后要考虑局部即刻义齿修复时，可以考虑使用弯制的不锈钢卡环或Adam板来辅助固位，通常是完全由黏膜支撑不准确的即刻义齿。因此在适合阶段，即刻义齿通常不会使用刚性支架，除非无牙颌牙槽嵴的变形很小时才考虑。

拔牙前的印模经过消毒后发送到技工室，并带有明确说明要拔除哪些牙齿，同时要把比色也一起传递过去（通常是技师判断来匹配天然牙的颜色）。如果拔除牙齿后没有三点的牙齿接触，则需要进行咬合记录。可能需要预先记录才能准确实现此目的。

适应性义齿

适应性义齿以帮助患者克服佩戴义齿的障碍，最常见的是与高度差异反应敏感有关，但也可以帮助改善可摘义齿佩戴阶段时心理的接受度。

适应性义齿常在上颌牙弓使用，并且通常仅由全口义齿的整个基板组成。有时，在义齿后堤封闭区上刻槽，帮助临床医生保证义齿周围密封的情况下，依次向前推动后边缘。确保覆盖义齿的整个区域是很有帮助的，可以使患者放心并保证基板稳定。在某些方面，如果有必要，最好朝着完全扩展腭部而不是避开它。在任何情况下，基板都应始终伴随手工制作，以确保患者良好的适应性。

如果患者能够接受全黏膜覆盖，则可以将前牙（通常是一侧尖牙到另一侧尖牙）添加到义齿中，这可能会激励患者坚持适应过程并恢复某些美学方面和社会功能。在下颌牙弓上提供适应义齿的情况较不常见，主要是因为触发咽反射的主要区域是舌后和上腭。

尽管已经证明适应基板是患者修复中不可或缺的一步，但无疑会延长治疗过程。与任何适应过程一样，应定期对患者进行检查，并随着他们耐受性的改善程度给予很多积极的鼓励。当患者克服了佩戴义齿的个人和社会的心理障碍时，就会经常见到他们的个性和表现发生明显的改变。

第40章

殆垫

Occlusal splints

James Field

图40 殆垫

防止咬合创伤

- 防止咬合创伤
- 保护义齿和重建
- 控制颞颌关节紊乱症
- 缓解磨牙症
- 适应增加的垂直距离
- 实现理想的咬合接触

永久殆垫

1. 准确的全口印模，托盘支持性良好

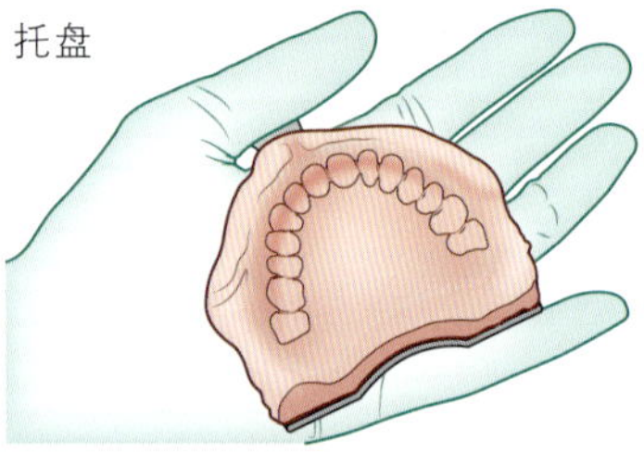

2. 在预计的垂直距离上制定精确后退接触记录

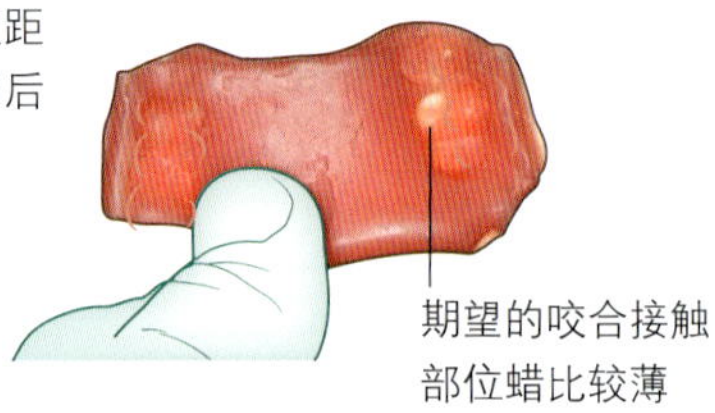

3. 检查铸件的精度，验证设定好的垂直距离

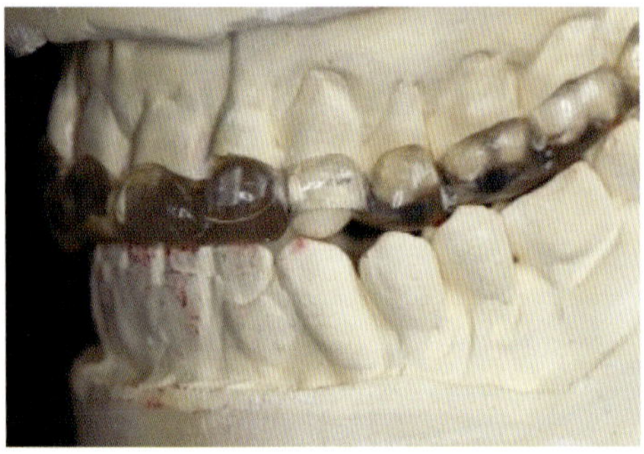

维持在牙尖交错位

或

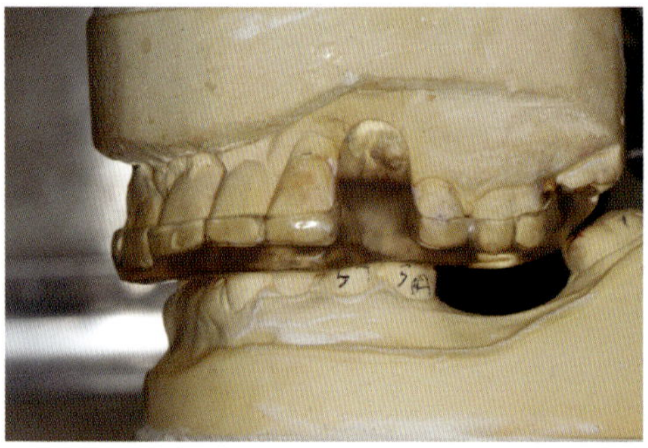

抬高咬合垂直距离

4. 准备殆垫材料和设备
   - Millers钳和GHM咬合纸
   - Shim锤和蚊式钳
   - 丙烯酸树脂磨头和强吸

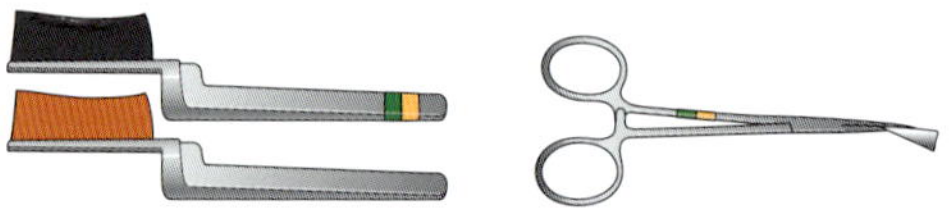

5. 殆垫应无晃动或敲击就位
   - 与GHM咬合纸紧密接触，并做小调整直到就位。殆垫通常在唇颊部和邻间隙是非常紧的
   - 标记出后退接触点，进行调整直到全牙弓完全同时接触
   - 保持扁平的咬合面，不要有毛糙面

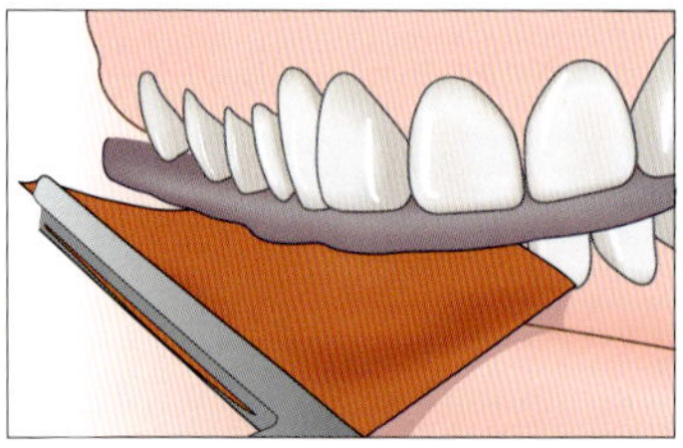

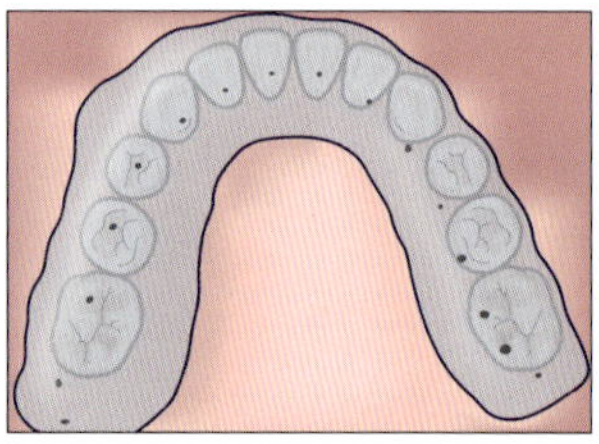

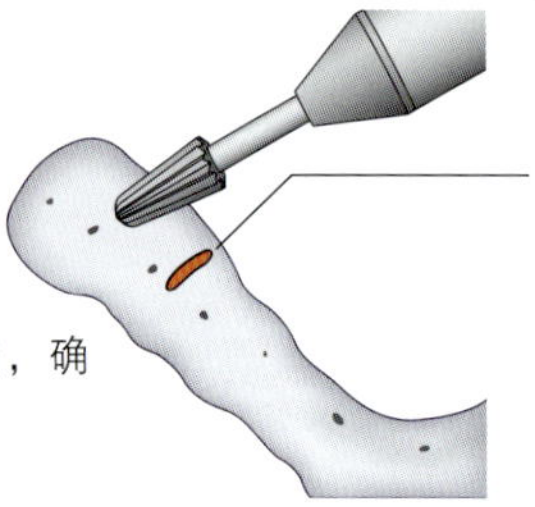

使用磨头的侧面调整，确保一个扁平的咬合面

- 标记侧方和前伸殆，确保没有干扰
- 在最终佩戴前抛光
- 确保患者能自行摘戴
- 约1周内进行复查

𬌗垫是可以摘戴的装置，安装在上颌或下颌牙齿的咬合面，以辅助诊断或作为一项治疗的干预手段。

佩戴𬌗垫的目的：

- 减少偏𬌗或早接触的影响。
- 提供理想的咬合接触。
- 测试咬合垂直距离的增高。
- 减少磨牙习惯的生理性影响。
- 控制颞下颌关节紊乱的症状（尤其是在广泛或侵入性的修复计划之前就存在的症状）。
- 减少创伤性覆盖的影响。
- 在治疗期间和之后保护义齿。

因此，可以将𬌗垫作为一个治疗的平台。

𬌗垫类型

在初期的治疗中制成的绝大多数𬌗垫是软制𬌗垫。通常，它们是由乙酸乙烯酯制成的，并且相对容易制作和佩戴。最常见用于下颌牙弓，仅用于中断天然牙的咬合接触。由于其柔软的特性软𬌗垫无法平衡咬合——调整也很难。因此，建议只在规定的时间段内佩戴，如在运动期间或可能发生磨牙倾向的白天或一夜间，以降低睡眠期间磨牙症的影响。重要的是要注意，软𬌗垫实际上可能会加剧磨牙症倾向，因此，与任何可摘装置一样，建议在安装适合后尽快进行复查。

另一类𬌗垫是硬质的，主要用于咬合不稳定、创伤性咬合，或肌筋膜疼痛患者的咬合稳定。其应在牙尖交错位时提供牢固而稳定的咬合接触，并且尖牙引导斜面仅用于前牙引导。咬合平面尽可能平，以避免不稳定的牙尖交错位，稳定的咬合位置可以促进咀嚼肌的放松。建议在后退位（CR位）制作𬌗垫。通常，它们由丙烯酸树脂制成，与软𬌗垫相比，在技术上对结构、佩戴和调整的要求更高。安装在上颌牙弓上的稳定𬌗垫有时称为Michigan夹板，安装在下颌牙弓上的稳定𬌗垫也称为Tanner𬌗垫。建议佩戴1周内进行一次检查，因为大多数患者一旦其原始的牙尖交错位被破阻断，并发生进一步的肌肉松弛。大多数患者就会下颌后退。因此，复查时几乎总是需要进行微小的调整。其他类型的硬质𬌗垫包括前牙定位𬌗垫，可诱导下颌骨进入前伸位置。这对于患有颞下颌关节疼痛、关节杂音或弹响的患者特别有用。还存在混合型𬌗垫，具有硬质的咬合面和软质的组织面，这些被称为双层𬌗垫，据说易于制作和佩戴。但是，以作者的经验，在需要咬合稳定的情况下应避免使用这种𬌗垫。这主要是因为尽管𬌗垫的咬合面是硬质的，但其较软的组织面却起到了“缓冲”的作用，并允许𬌗垫倾斜和晃动。这阻止了𬌗垫进行有效的稳定咬合。

咬合覆盖

确保软制𬌗垫和稳定𬌗垫提供完全的咬合覆盖非常重要，以防止不必要的牙齿移动和过度咬合。还适用于任何其他在夜间或定期长时间停留在口腔中的咬合装置，如漂白牙托。在许多情况下，部分覆盖的𬌗垫与牙托导致后牙过度咬合和严重的咬合不平衡，会非常难以控制。确保完全咬合的最佳方法是延长牙托以覆盖整个牙弓。请记住要确保印模材料得到完全支撑，否则，当倒入材料时，模型将不准确，𬌗垫将前后摆动。

重建记录

软制𬌗垫通常是使用相应牙弓的单一印模来制作。对于硬质𬌗垫，准确的上下印模是必要的开始，然后进行上𬌗架。特别是有较大或多个缺牙牙槽嵴的情况下，必须使用咬合记录块来帮助稳定咬合间记录。咬合关系应在后退位的闭合弧上记录完成。最有效的方法是使用美学硬蜡，可以将蜡加热并折叠两次成薄片。它应跨过上颌牙弓的尖牙到磨牙（图40）。避免切牙诱导闭口时异常的下颌骨偏斜。鼓励患者进入后退位的闭口弧，直到达到预期的垂直距离。然后用气枪将蜡冷却，并从口中小心取出。蜡在冷却时变脆，这意味着在没有明显断裂的情况下不可能变形。如果在后退位闭口弧中发现了早接触，则应将其识别为蜡记录上最薄的区域（图40）。将冷却后的蜡重新戴入口内，下颌牙弓应该直接闭合到咬合记录处，并发出沉闷的“叩击声”。缺少此声音表示存在滑动。在这种情况下，应重新获取咬合记录。

需要选择一个垂直距离来制作𬌗垫，通常由后牙所需的最小空间量（约2mm）来决定。小于此值，𬌗垫可能会在行使功能时断裂。有两种方法可以确定预期的垂直距离。第一种方法是使用面弓将模型安装在半可调𬌗架上，目的是增加切牙的高度。但是，作者的首选方法是直接在口内记录预期的垂直距离，作为蜡记录阶段的一部分。然后将其安装在平均值𬌗架上，而无须面弓记录（除非预计会进一步改变垂直距离）。

记录和𬌗垫佩戴的临床阶段如图40所示。

第41章 种植支持式下颌覆盖义齿

Implant-supported mandibular overdentures

Claire Storey, James Field

图41　种植支持式下颌覆盖义齿

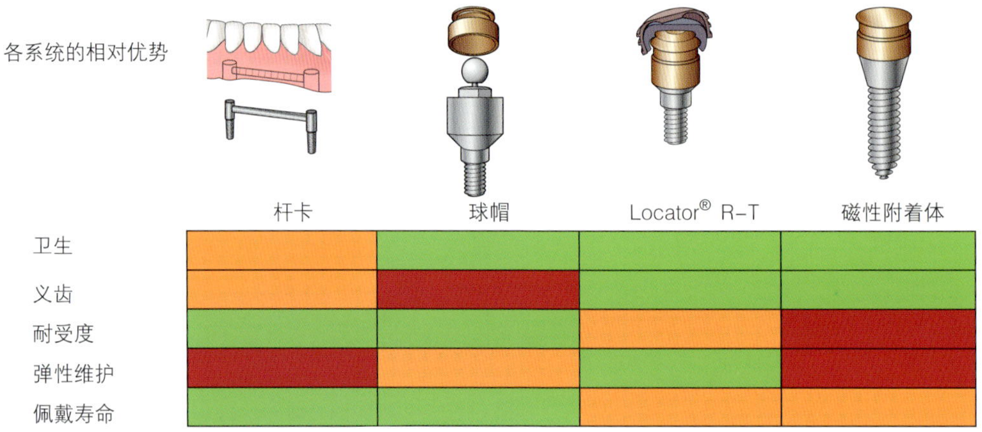

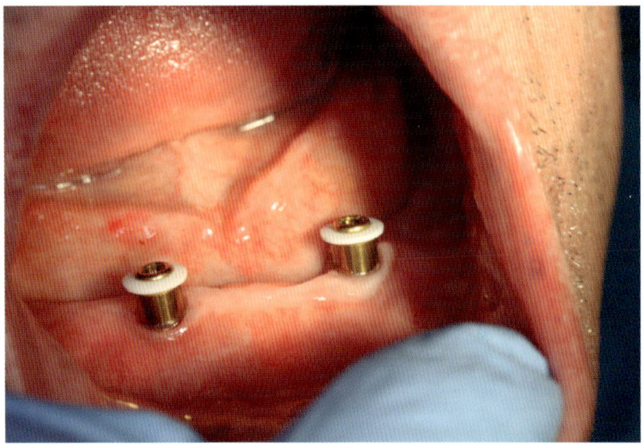
翻制位点的环状Locator®基台

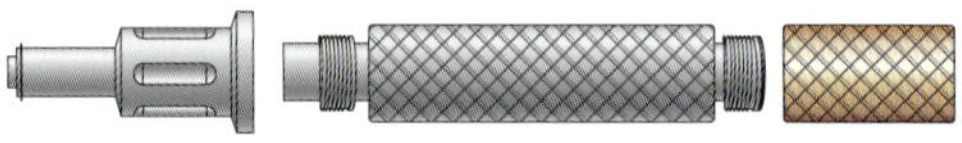
Locator®就位和取出工具

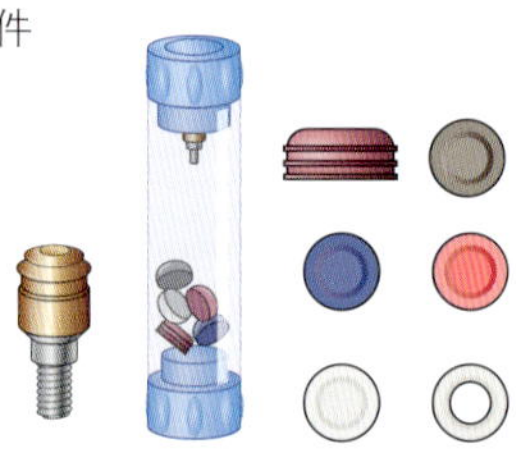
Locator®组件

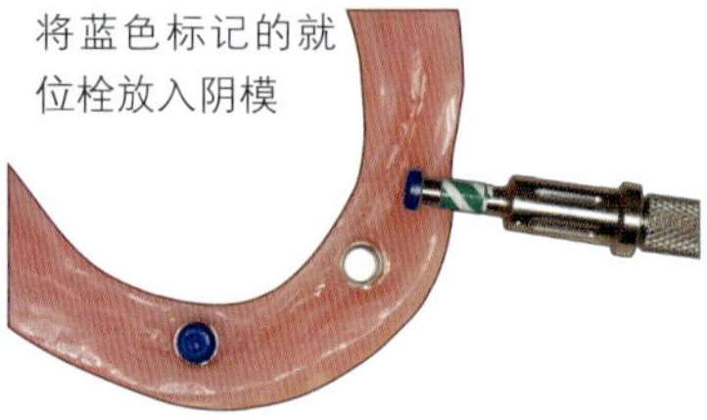
将蓝色标记的就位栓放入阴模

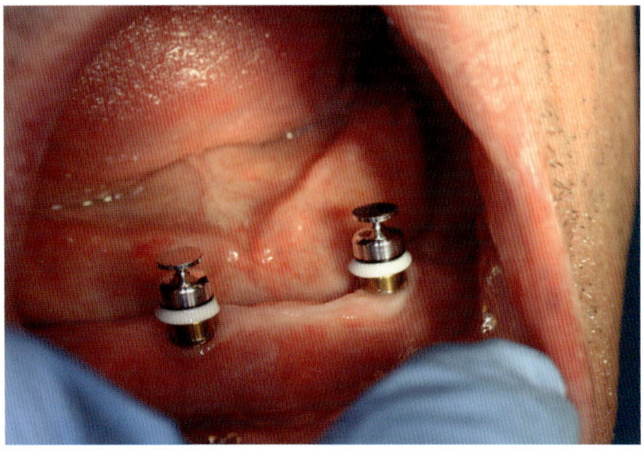
原位封闭式托基印模内冠，在工作印模中随时可以取出

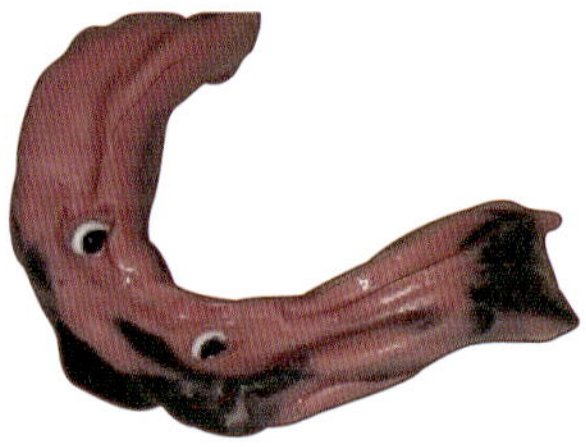
翻制印模

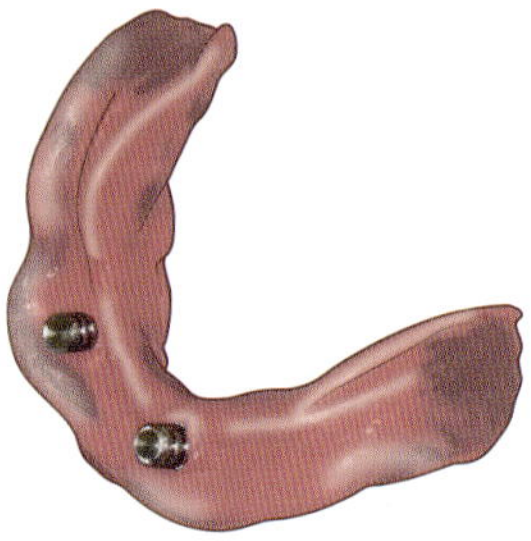
印模内的就位栓

普遍认为，种植支持式下颌覆盖义齿（ISOD）应该是下颌无牙颌修复的首选。大量证据表明，无论是从患者的生活质量还是从成本效益的角度来看，都是如此。因为医生会这样设计或植入种植体，所以与患者讨论ISOD作为潜在的治疗方案仍然很重要。同样重要的是，至少要知道设计、制作和维护此类义齿的过程。

设计

治疗计划应该以修复为导向。因此，起点是适合的下颌传统义齿，该义齿明确了预期的修复范围（要明确义齿修复的区域，以满足功能和美学要求）。在此阶段，可以将最佳的义齿复制到不透射的丙烯酸树脂中，并由患者佩戴进行锥形束计算机断层扫描（CBCT）。这将使临床医生能够考虑到重要的解剖结构，如神经的位置、血管以及骨质量和密度，以便确定最佳的种植体尺寸和角度。进一步讨论种植体植入所涉及的内容不在本章讨论的范围内。

在设计阶段，为可摘义齿选择和订购附着体组件，提高义齿固位非常重要，需要考虑的重要因素包括：

- 卫生和自洁性。
- 义齿摘戴时患者的耐受性。
- 弹性（在附着力丧失之前，承受变形的能力）。
- 维护的技术难度。
- 使用寿命。

如果需要将附件由技师添到义齿基托中（而不是在椅旁准确地添加它们），还需要基台替代体以及用于工作印模阶段的印模帽。对于球形和Locator®基台，可以使用封闭式托盘印模翻制，这样可以相应简化工作印模的制取。

制作

在制取充分扩展的初印模后，要制作个性化的封闭式印模托盘，该托盘要完全覆盖义齿的承托区，无孔并为硅橡胶预留空间。还应在愈合帽上方为基台和印模帽留出空间。

合适的基台高度取决于所采用的种植体系统和配套的基台系统，因此应遵循已有特定的临床指南。Locator®基台应距牙龈组织至少1.5mm。了解愈合基台的高度有助于确定订购Locator®基台的尺寸。这通常可以从临床记录中确定，如果没有，则可能有必要将其取出并直接进行测量。

聚醚印模材料是用于翻制ISOD基台最准确、最稳定的印模材料，虽然结固后非常坚硬。使用横杆和分散的基台时，注意不要让印模进入倒凹而卡住，这可能会给患者造成麻烦。在制取印模之前，应使用蜡将倒凹填塞。

修整个性化托盘，在ISOD基台就位后进行边缘整塑。与传统义齿的制作原理是一样的（第16章）。一旦完成后，应在椅旁将义齿代型安置在印模帽中，以确保充分准确就位（图41）。使用恒基板来记录咬合关系以及随后的试戴，这意味着能够在这些关键阶段最大限度地提高义齿基托的固位和准确性。

在安装义齿时，固定组件的母件可能需要激活。应遵循制造商的说明并使用适当的工具。如果使用Locator®基台，就位时应小心，以确保周边的树脂不会溢出，防止不能完全就位。可以考虑使用Locator® R-T植入，这不仅可以解决种植体60°以内的角度问题，还可以减少植入时的形变。始终以最轻的固位就位器（蓝色）开始，否则即使仅用两个基台固位，也很难轻易去除义齿。

有时，患者可能会抱怨组织受压。在这种情况下，必须评估这是义齿延伸过度还是ISOD基台高度不足造成的。虽然问题可能与传统的全口义齿（第45章和第46章）相似，但松动可能是由于基台的扭矩不足或母件上的固定不足所致。

维护

修复之后，维护阶段是长期成功的关键。建议通过将义齿放置一整夜或白天放置几个小时来让组织休息。

ISOD基台应使用常规牙刷和牙间隙刷清洁，义齿本身应使用非腐蚀合金的安全溶液（如适用于钴铬合金局部义齿的溶液）清洁。

在每次患者复查时，相对于种植体，应检查牙周袋深度。如果尽管正在努力改善口腔卫生并清除牙结石，但牙周袋仍在出血和牙周袋有加深，则表明有种植体周围炎。X线片上可证实牙槽骨吸收。在此阶段，可以将患者转诊至（或建议患者去看）专科医生来治疗种植体周围炎。

第42章 上颌骨缺损修复原则

Principles of restoring maxillary defects

James Field

图42　上颌骨缺损修复原则

Aramany 分类

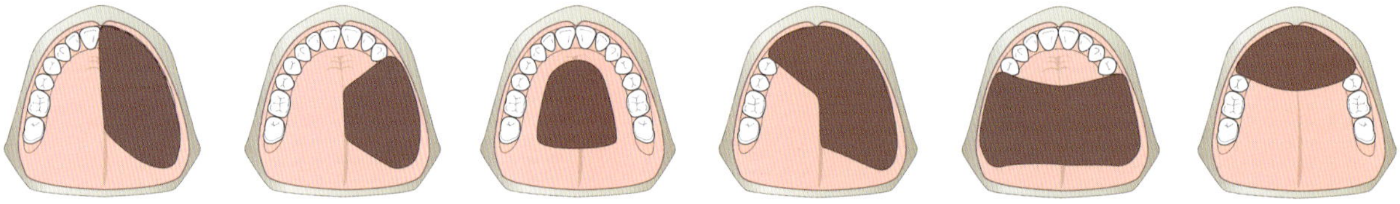

Ⅰ类　Ⅱ类　Ⅲ类　Ⅳ类　Ⅴ类　Ⅵ类

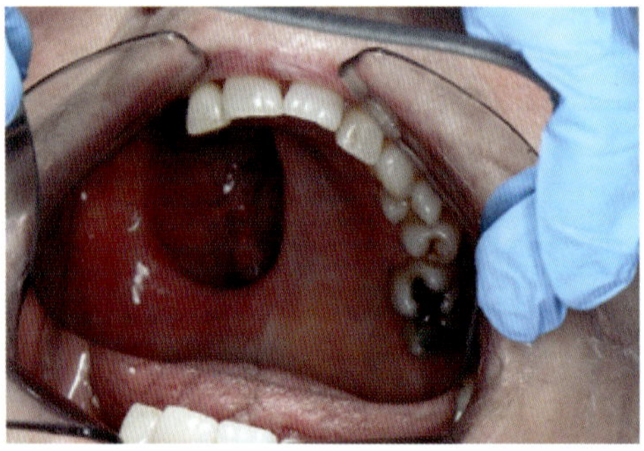

Ⅱ类缺损需要修复

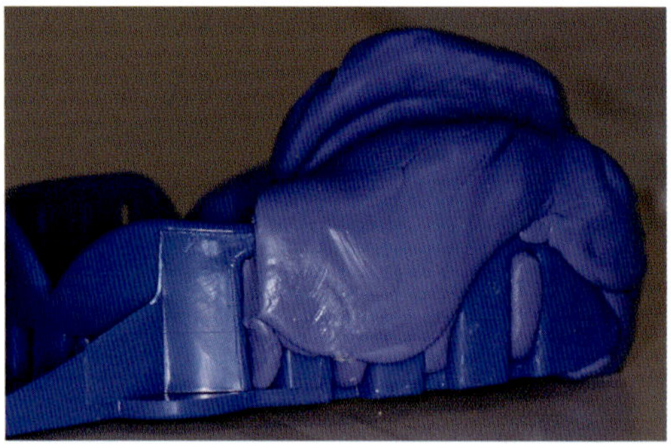

初印膜

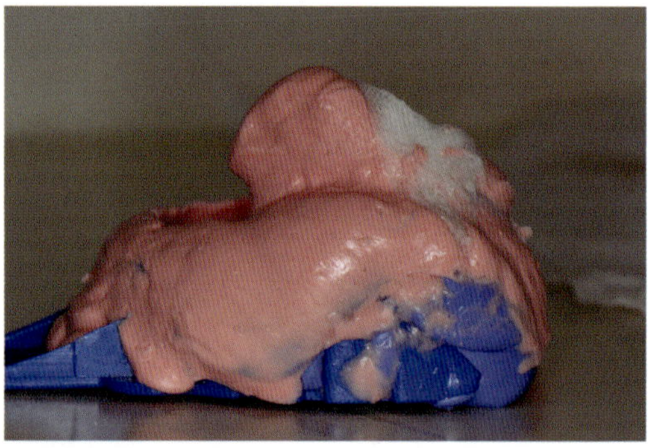

取模前将纱布放在缺损处

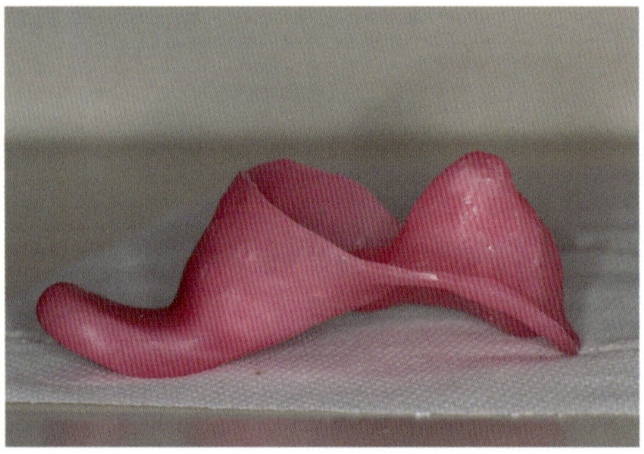

树脂制作的个性化托盘，表面打孔

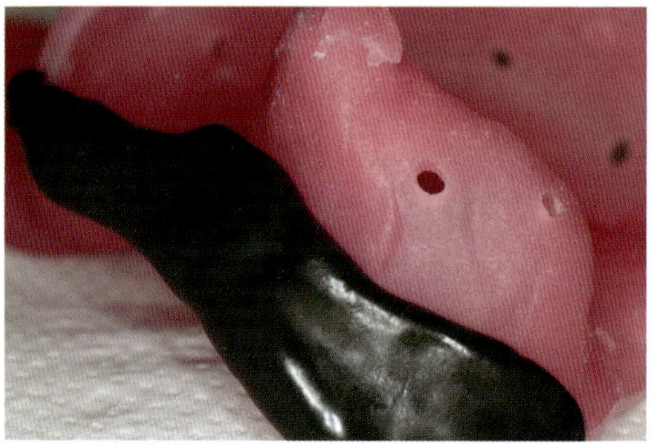

缺损区及义齿周边边缘整塑

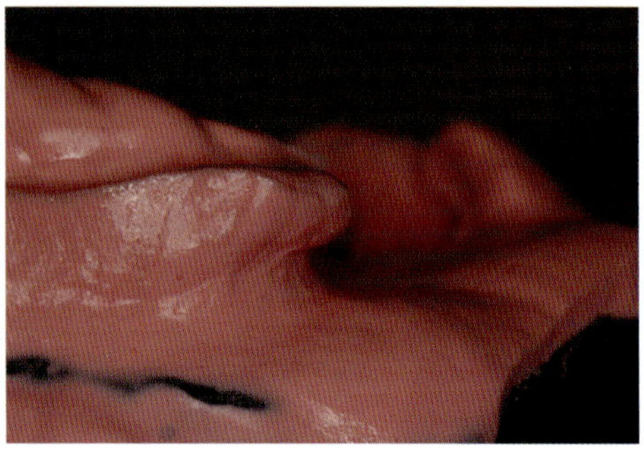

终印模，允许有组织倒凹

上颌骨缺损的患者可能是局部缺损，也可能广泛缺损；可能是先天，也可能是后天造成的。常见包括上腭、牙槽嵴和牙齿单独缺损或复合缺损。本章旨在描述在为具有不同Aramany分类的患者制作上颌义齿时可能需要考虑的一些临床和设计方法。这类义齿被称为阻塞器，因为它们关闭了先天性或后天性的组织开孔。

初印膜

为上颌骨缺损的患者制取印模可能很难。首先，这是由于存在组织缺损；其次，要避免缺损区内遗留印模材料，尤其是缺损较深或难以进入的区域。花时间去探索周围的解剖结构是非常值得的。触诊周壁，注意组织是坚硬还是松软。记录触诊时患者的感觉，考虑组织是否可以为义齿提供支撑或有助于固位。无须记录缺陷的整个高度，但是，记录完整的缺损周边解剖结构对于确保足够的口腔密封就非常重要。通过使用永久性软衬材料，可以要求技师利用缺陷内一定数量的倒凹。在图42的情况下，从缺损的近中、中间和远中（腭骨和前鼻棘）获得稳定和固位。由于呼吸上皮衬里触诊柔软，因此应避免与侧面（上颌窦的腔隙处）过度接触。在其他情况下，可以找到瘢痕组织条索，通常是弯曲的，以允许就位并提高固位。

早期，托盘内使用印模膏非常有用。它能在很大程度上记录缺损，一旦凝固，将有助于进行藻酸盐或硅橡胶的印模制取。一个好办法是在进行印模制取之前，先将纱布放在整个缺陷上，以防止多余的材料进入缺损处。

终印模

与往常一样，个别托盘的延伸对于获得真正的功能印模至关重要。需要与技师沟通拟将托盘延伸到缺损的范围，以及如何紧密接触整塑蜡，确保托盘适当的延伸，建议首先使用Greenstick黏蜡记录周围的边缘和缺损主要的区域。流动印模最常用的是藻酸盐，因为这种材料最容易从倒凹和缺陷处去除。请记住，只需要薄薄地放置一层即可；将印模留在口内直到完全固化，以便于完全地移出。

支架设计

记住局部义齿的标准设计原则，但有些原则是不完全相同的。但是毫无疑问，在这些情况下，刚性全覆盖的大连接体是最有用的。

将在下面讨论各种缺陷类型（图42）的多种设计要点：

- Ⅰ类：一侧上颌骨缺损，到达中线。考虑将殆支托放置在近中和远中的牙齿表面上。放置两个殆支托可以防止剪切力，因为支撑不足的基托会产生很大的扭力。向上延伸至上腭表面可以获得最大的支持和稳定。采用全覆盖设计，要确保完善的口腔卫生维护。
- Ⅱ类：仅单侧上颌骨缺损，不包括前磨牙区。这时间接固位很重要，可以通过在离缺损最远的尖牙上放置殆支托来实现。在后牙利用两个殆支托支撑的三点设计，以及利用腭顶黏膜将最大限度地提高义齿的支持和稳定，后牙减数，咬合面减径。
- Ⅲ类：上颌硬腭中线区缺损。除了基板缺失外，设计方法在很大程度上与KennedyⅢ类相似。建议在没有任何硬腭部骨支撑的情况下采用双倍卡环设计。
- Ⅳ类：单侧上颌硬腭合并对侧前磨牙区的颌骨缺损。由于仅存在单行牙齿，因此这种缺损方式的修复具有挑战性。确保正确的延伸范围至关重要。考虑使用带有近中、远中支托的多个卡环，或放置带有研磨肩台、导平面甚至栓体或栓道的间接义齿。减少咬合接触面将是有帮助的。
- Ⅴ类：双侧后牙区缺损。同样，鉴于卡环轴的力量对称，间接固位在这里也很重要。这可能涉及腭侧组织面的覆盖。可以考虑采用RPI（殆支托、邻面板、I型杆卡）的方法来减小基牙上的扭矩。对于本分类和Ⅳ类，如果基牙的牙周健康，支撑良好并且有足够的倒凹深度，则可以考虑使用悬锁设计。
- Ⅵ类：上颌骨前部缺损。此类非常罕见，通常由于外伤或先天性疾病而造成。本质上，这是作为KennedyⅣ类进行设计管理的，从而最大限度地提高间接固位。在这种情况下，缺少前部软组织支撑也意味着优先采用双端卡环设计。

阻塞器的塞子

塞子是指阻塞器进入缺损的部分。存在两种主要类型。延伸的空心球形阻塞器会更多地利用缺陷，因此可以得到更好的支撑。尽管球形的空心特性可以改善语音共鸣并减轻重量，但硬制的材料意味着存在微渗漏的问题。另一种选择是带有软制塞子的开放式顶帽——这种设计能够无创地利用倒凹并提供出色的密封性。这种设计的缺点是，实际上永久性的软衬材料会很容易老化脱落，而且对于组织面的再次调改也很难。

第43章 组织面调整和重衬

Tissue conditioners, liners and re-basing

Claire Storey, James Field

图43 组织面调整和重衬

椅旁安装 | 技工室安装

软衬
数月到数年
取决于适应程度

- 椅旁安装：很快完成；较快
- 技工室安装：弹性高；完成度好；可以处理刚性铸件上的特性

硬组织衬托
永久

- 椅旁安装：效率差；有倒凹技术要求高
- 技工室安装：较慢；完成度好；需制取印模发送到技工室

组织面调整
2～4周

- 软组织愈合
- 功能性印模
- 中性区印模

重衬
永久

- 最好制取印模进行重衬
- 椅旁倒凹的风险度与结果有关
- 首先基托改变将会改变咬合的垂直距离

技工室软衬举例。通常，一个延伸较好的下颌全口印模会利用舌体周围的一些倒凹。缩小基板延伸范围或调整基板，将有助于维持边缘封闭，减少由于倒凹存在造成的舌侧损伤

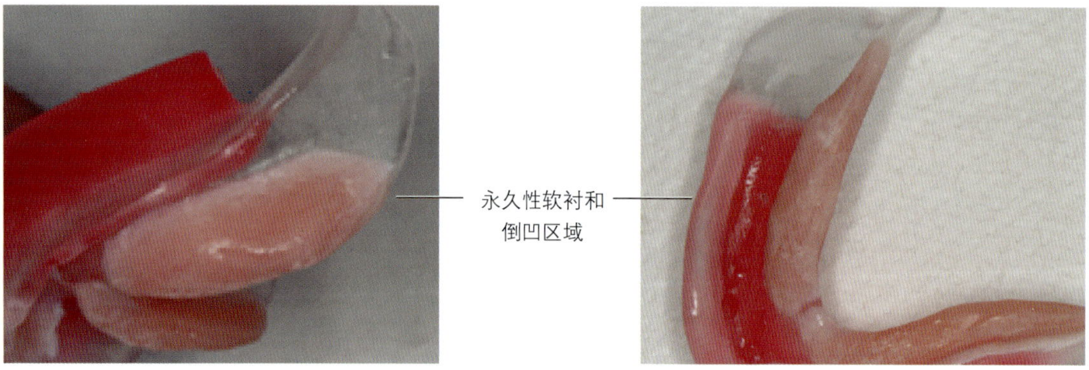

有必要经常大范围地调整和扩大已完成的义齿基托。这可能是由于以下原因：

- 牙槽嵴解剖形态的变化。
- 进入功能性前庭沟内过度或不足。
- 创伤、手术或浅表神经区域的缓冲。
- 咬合垂直距离的改变。
- 进行调改以避免重新制作全新的义齿。

当增加义齿基板时，使用的材料和方法将取决于许多因素（图43）。这些包括：

- 连接区和边缘的位置。
- 准确性。
- 材料适用性、技术和在椅旁的时间。
- 预期的弹性和添加材料的稳定。
- 技工室的要求。

当重衬或基板重新定位时，无论制作过程在哪进行（椅旁或技工室），最大的挑战是取模阶段对基板的控制。抛光的义齿表面和控制的缺失，使得在组织面操作之前难以确保稳定和正确的就位。唯一的例外是使用组织面调整剂。

组织调整剂

根据产品特性不同，组织调整剂可以在原位保留2～4周。由于材料中存在大量增塑剂，因此在患者使用义齿时组织调整剂会继续发挥作用。这对于在困难的情况下（如在肿瘤治疗后或卒中后康复的患者中）获得功能性边界延伸很有用。组织调整剂对于创伤或近期手术区域的临时重衬，或中性区域印模也是非常有用。组织调整剂倾向于被染成白色，以提醒是暂时性材料。但是，某些软衬系统允许更改混合比例，以决定其弹性程度和临时性使用的时限。在这些情况下，无论如何应用，颜色都是一致的。组织调整剂通常由聚合物粉末（通常为聚甲基丙烯酸乙酯或PEMA）与增塑剂和单体液体混合而成。无论使用哪种产品，都应在使用前对义齿进行物理和化学清洁。大多数软衬产品都包含一种“粘接剂”，实际上仅在使用前清洁表面，这往往是一种包含酮的溶剂。

软衬

软衬（有时称为弹性衬垫）可以是半永久性或永久性的。椅旁的软衬本质上往往是半永久性的，可能持续数月甚至数年，这取决于它们的使用方式和应用的范围。它们可以分为硅橡胶或塑化丙烯酸树脂。有机硅基材料比丙烯酸树脂更耐久。它们通常用于提高利用倒凹区的舒适度（自然或手术后发生）。这可能已经首先用组织调整剂试戴了。尽管患者觉得全覆盖式软衬会使义齿更舒适，仍建议尽可能少用，软衬也可以在局部疼痛区域分担负载，提高舒适度。这似乎也是合乎逻辑的事情，但是实际上，这阻止了咬合力在整副义齿承载区域均匀分布。进而导致义齿摇摆、旋转、咬合异常接触和局部区域疼痛。

椅旁软衬可能需要修理和抛光，以便使得与丙烯酸树脂尽可能无缝连接。为此，应使用特殊的硅橡胶磨头。如果对软衬有长期的需求，如在肿瘤学或裂隙缺损修复中，则在制作义齿时就应考虑由技工室提供更具弹性的软衬。

降解

组织调整剂相对使用寿命较短，此时增塑剂会从材料中浸出，从而导致表面完整性被破坏和义齿表面粗糙化。这些可能会刺激义齿承载区，并促进细菌和真菌的蓄积。椅旁的软衬材料比组织调整剂更具弹性，但最终也将遇到同样的问题。虽然材料中可能存在抗真菌剂和细菌剂，以阻止细菌微生物的繁殖，但是当出现这个问题时，义齿就应该进行彻底的修整或更换。表面降解还可能导致这些材料从义齿底部剥离。如果材料开始降解或者使用严格的义齿清洁技术时，也会发生类似的情况。所以推荐使用温和的肥皂液用软毛刷、海绵或患者的指尖进行清洁。

重衬

重衬是指在硬质丙烯酸树脂中，替换整个凹陷义齿表面和边界，同时保留牙齿及其他抛光表面。应避免在椅旁上重衬，因为自固化丙烯酸树脂长期并不稳定，并有在椅旁进入倒凹的风险。它难以控制，会大量产热，并且出错的概率很大。局部义齿的硬衬也应格外谨慎，特别是存在多个短的缺牙间隙、牙齿偏移和倾斜以及骨缺损时。取而代之的是，建议使用硅橡胶印模和技工室重衬。

对于在椅旁进行任何硬衬或重衬基托时，均应该使用蜡、暂封材料或硅橡胶来充填倒凹。义齿在发热反应时应将其取出并重新就位，以确保能够沿着单一就位道轻松取出并重新戴入。多余的材料应在椅旁用丙烯酸树脂磨头去除、抛光，确保义齿的清洁和佩戴舒适。

第44章 保持良好的口腔卫生

Maintaining adequate oral hygiene

Claire Storey, James Field

图44 保持良好的口腔卫生

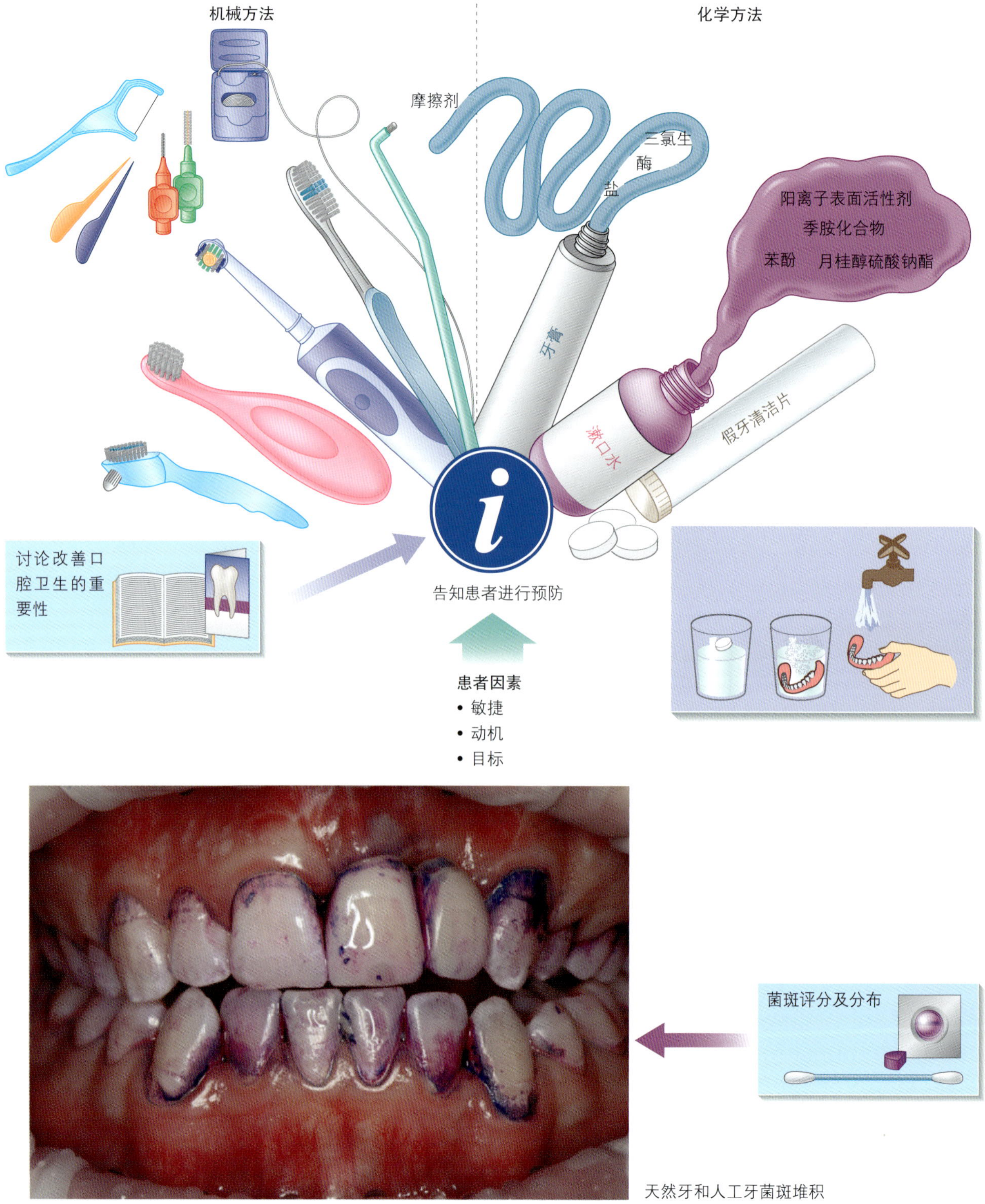

天然牙和人工牙菌斑堆积

维持良好的口腔卫生是临床医生和患者之间的共同责任。希望告知患者：

- 保持良好口腔卫生的原因。
- 患者目前的口腔卫生水平。
- 针对患者最佳的方法。
- 保持必要口腔卫生个性化的方法。

劝说和改变旧习惯可能很耗时。对患者来说，了解他们目前的状态非常重要。如果患者不相信或不了解牙菌斑控制的必要性，那么他们就不太可能在日常工作中养成正确的习惯。可通过清除结石和显示斑块的位置来帮助患者。全口的预防干预也可以帮助激发患者的积极性。

局部义齿的影响

患者必须了解可摘局部义齿需要更多的投入来维持良好的菌斑控制。因此，在佩戴义齿之前，患者应有足够的口腔卫生维护措施，义齿就位后，患者将面临更多的食物残渣堆积、更多的牙菌斑堆积，以及无法令人满意地清洁牙齿组织和义齿本身所带来的困扰。这不是一件容易的事，一旦佩戴了局部义齿，复查过程的一部分应包括对患者保持其清洁能力的评估。

患者还应了解持续佩戴义齿存在的重大风险。主要风险是牙根面龋，因为牙菌斑和其他食物残渣会长时间暴露在牙根表面。没有恰当及时的管理，生物膜将发展并成熟，从而形成厌氧环境并促进细菌生长。这种细菌难以通过常规手段清除，并且致病性越来越高。

应鼓励患者夜间不戴义齿，白天有几个小时也不戴。这样可以通过唾液和舌体清洁口腔内表面，并可以利用机械方法清洁义齿表面，然后将其浸入合适的清洁液中。

复合因素

结合患者的社会地位与病史很重要，提供适合的义齿设计，这些设计可能会增加菌斑积聚和患龋的风险。毫无疑问，确保义齿位于距牙龈边缘至少3mm的位置，是一种减少食物和牙菌斑对在硬组织堆积的有效方法。但是，丙烯酸树脂会随着时间的延长而变质，特别是表面开始出现缺陷时。丙烯酸树脂在显微镜下已经是一种相对多孔的材料，这就是将义齿存储在溶液中的原因，这是义齿在卫生控制阶段一个重要的部分。钴铬合金和陶瓷对菌斑的沉积具有更大的抵抗力，大连接体的设计将显著影响口腔的卫生情况，有关这些已在第31章中进行了讨论。

可能会增加菌斑堆积和患龋风险的患者因素还包括：

- 较差的摘戴灵活性。
- 缺乏合适的口腔清洁设备。
- 对口腔卫生维护程序了解不足。
- 饮食的风险因素。
- 口腔干燥。
- 糖尿病等全身性疾病。
- 尼古丁使用和吸烟。

当存在这些风险时，应告知患者这些风险因素，并采取适当的预防措施。药物多样性和戒烟而引起的口腔干燥、糖尿病控制等全身因素需要患者与其全科医生联系。对于牙病患者，应每两天进行一次口腔卫生保健，包括机械和化学菌斑控制。对此进行的进一步讨论不在本章的范围之内，但是图44突出显示了技术和材料的重要性。

局部和全口义齿的清洁

即使是高度抛光的丙烯酸树脂义齿也可以堆积牙菌斑，因此首先应在肥皂水中浸泡，进行机械性清洁。这样可以确保义齿在清洗时不会轻易掉落破裂。牙膏可有效去除细菌，但不能清除真菌菌落，应避免在丙烯酸树脂上使用磨蚀性牙膏（如美白糊剂），因为这样会形成利于牙菌斑附着的表面。如果义齿上没有金属支架，在用清水浸泡之前，最多可使用6%的次氯酸20分钟，这给出了极好的抗菌效果。钴铬合金支架的义齿必须小心维护，因为次氯酸盐会导致支架的腐蚀和斑点，某些酸性清洁剂会在义齿上形成黑色氧化层。最近的评论表明，专业的义齿清洁片具有良好的微生物功效和合理的材料相容性。

固定义齿

与技师交流，制作利于患者可以自行清理维护的固定义齿是很重要的。给技师一个间隙牙刷，可以帮助技师设计可以自洁的外展隙，并设计与基牙的紧密接触，防止食物嵌塞、牙龈退缩和牙周疾病。

第45章 解决义齿松动或疼痛问题

Troubleshooting loose or painful dentures

James Field

图45 解决义齿松动或疼痛问题

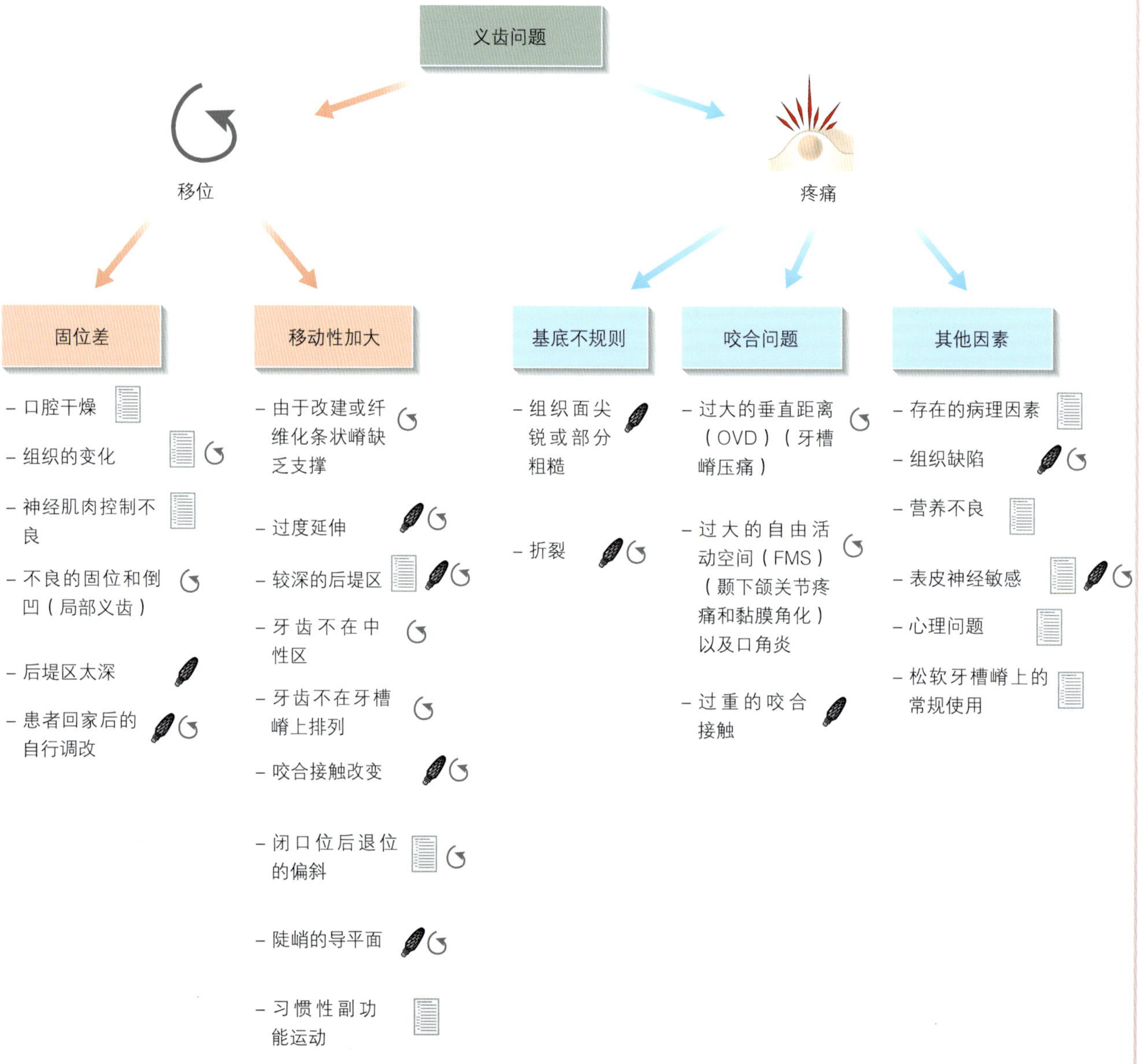

- 无论如何，问题出现了就要制订合适计划随访，以及检查修改或重新制作

无论义齿何时制作或复查，重要的是要能够解决造成不稳定和疼痛的原因。最常见的问题出现在佩戴义齿不久或患者需要制作新义齿时，在制作过程中也会出现这些问题。有很多方法可以避免这些问题并减少并发症的发生。在治疗过程中，请确保患者被预先告知可能的并发症，包括义齿戴入后的疼痛和不稳定问题。预知是要预先告知，如果已经与患者讨论了潜在的问题，那么当它们发生时，可能就不会感到惊讶。这有助于维持医患的信任关系，表明已经注意到了可能的并发症，并且可以控制它们。但是，当无法找到造成义齿疼痛的直接原因或合适的解决方案时，也可能会令人沮丧。作者发现遵循逻辑和系统的方法意味着不太可能错过任何微小的原因。图45中的流程图可帮助指导完成问题的排除过程。

固位的丧失和移位

义齿的松动或移位主要是由于固位的丧失和移位的增加所致。

固位丧失

记录咬合关系使用恒基板的好处之一是，可以在义齿就位前检测义齿的实际固位和稳定。到目前为止，当使用临时基板时，义齿在就位阶段总是很容易出问题。在义齿制作期间，边缘的扩展问题可能并不明显。一些临床医生告诉患者，在义齿佩戴阶段，需要等待义齿"舒适"。尽管这种说法有一些道理，但这绝对不是正确的处理方式。通常，当去除旧的义齿并立即安装新的义齿时，需要一定程度的软组织回弹才能紧密适应新的义齿基托。特别是工作印模花费了相对较长的时间制取时则更是如此。通常，组织回弹恢复会在10~20分钟后发生。如上所述，提前与患者交流处理这些细微的问题总是有帮助的。

其他可能引起固位降低和不稳定的原因包括：

- 口腔干燥。
- 组织液变化（定期服用类固醇的患者）。
- 缺乏对肌肉控制的认识。
- 对于局部义齿，缺少明确的就位道（这意味着可能需要进行多次调整才能适应义齿，从而导致死腔和基牙的适应性差）。

移位增加

在以下情况下，可以观察到移位增加：

- 由于拔牙后的重建造成牙槽嵴的变化。
- 前庭沟深度和宽度过大。
- 过深的后堤区。
- 没有在中性区内放置牙齿。
- 没有将牙齿直接放在牙槽嵴上。
- 咬合接触的移位。
- 闭口时向更后退弧线的偏斜。
- 牙尖交错位缺乏自由度（陡峭的引导面）。
- 无牙颌牙槽嵴缺乏支撑。
- 避免疼痛的反应和功能异常。

义齿基板下方疼痛

当听到患者说组织面疼痛时，通常的第一个直觉是拿起涡轮机并进行一些调整。作者建议，该行动应是最后才做的一件事。这种干预无可避免，它会导致调整的无效循环。但是，对表面光洁度的细微调整不会影响义齿的佩戴和适应性。一旦从技师处获得恒基板，最好用戴手套的手指滑过义齿表面并去除任何明显的锐利物。用抛光钻去除锐利的边缘、凸起和粗糙面。

到目前为止，造成牙槽嵴疼痛最常见原因是不正确、过早或较重的咬合接触。即使发现了其他明显的问题，也一定要用咬合纸检查牙尖交错位的接触情况，这应该成为日常工作中排除问题的常规流程。如果存在明显的溃疡，那么建议患者将义齿卸下，直到溃疡愈合为止。可以在预约时间进行多次的义齿调整，但要谨慎，不要一次调整太多。虽然疼痛立刻不在了，但会引起其他更多的问题。在这种情况下，可能过度地调整义齿基托，会导致义齿不稳定、食物嵌塞或牙槽嵴其他地方的疼痛问题。在没有任何病理的情况下，最好用戴手套的手指触摸表面。有时，患者在没有明显原因的情况下会诉说牙槽嵴疼痛，这可能很难处理。出人意料的是患者一段时间没有佩戴义齿（或一直在适应不合适的义齿），当再次开始高效地使用义齿时通常会感到疼痛，特别是义齿还比较稳定的时候。重要的是要明确此类患者的问题，并通过提供饮食建议来预防问题——在头几周内选择较软和较小的食物，并在口内后部双侧咀嚼。有时在义齿评估过程中，即使承受轻负载，也会出现牙槽嵴疼痛。在这种情况下，可能有必要在制作阶段考虑缓解牙槽嵴疼痛的办法。最终，可能要转诊这类患者以寻求专家意见。

其他引起疼痛的原因

其他引起疼痛的常见原因包括：

- 义齿基托的末端接触导致组织卡住（用咬合纸检查基板底部之间的区域）。
- 营养不良（维生素B_{12}，叶酸）易诱发溃疡或口腔感觉异常症状。

第46章 咽反射、其他问题和转诊

Gagging, other difficulties and making a referral

James Field

图46　咽反射和发音

咽反射

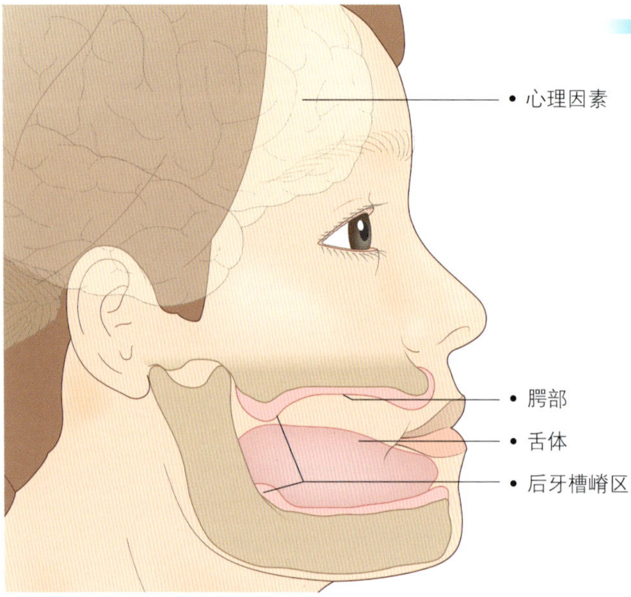

- 调查患者咽反射史
- 充分了解全口义齿的承载面积，以便更好地了解潜在触发区及患者目前所容忍的范围

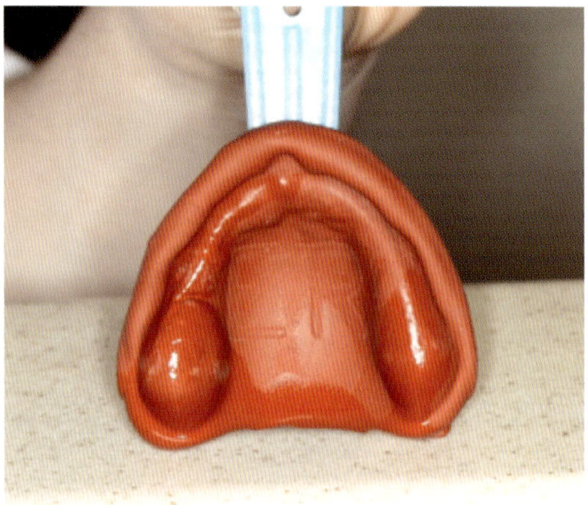

进行取印模的训练或者将腭部造成咽反射的问题与患者进行有效的沟通

发音

9/12

- 可以花多达9个月时间去熟练
- 尤其是牙齿位置发生变化
- 每天大声朗读以改善习惯

腭舌接触模式

如果特定语音对患者有挑战性，则考虑腭舌接触模式

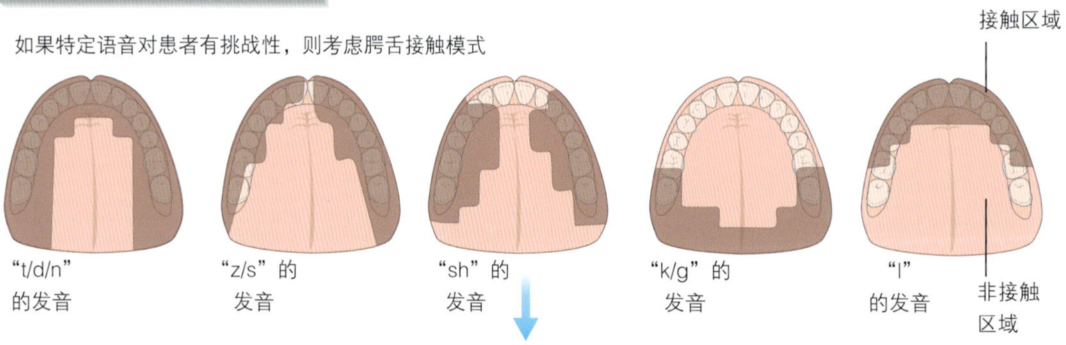

如果声音是吹口哨或空心，考虑上腭部修复空间的问题

- 非常空洞暗示过度的自由空间（FWS）
- 口哨或尖锐的声音暗示限制了自由空间（FWS）

本章阐述如何应对严重的咽反射、舌体和唇过度活跃以及发音的问题。相关过程的各个方面在附录3中进行了介绍。

处理咽反射的患者

作者认为佩戴义齿出现严重的咽反射是修复医生面临的最具挑战性的问题之一。公认的是，随着咽反射敏感的患者持续不断地使用义齿，他们对义齿的接受程度将会提高。然而，常见的病因有很多种，许多心理学家认识到咽反射敏感是经典的条件反射。这意味着患者具有与恐惧相关的重要且深层的心理因素。轻度的咽反射可能只是对义齿不稳定的一种焦虑反应。通常，只需要制作适当扩展且稳定的义齿，就可以使患者缓解症状。有时是需要一种更深层次的方法，下面对此进行说明。

功能分析和患者控制

功能分析是一种行之有效的方法，可通过复杂的治疗来支持患者。这包括：

- 建立信任和放松的关系。
- 特定触发因素的详细记录。
- 调查患者的担忧和压力。
- 直接观察问题。
- 制作期间持续的临床观察。

治疗患者咽反射的首要原则之一是让患者感觉一切都在控制之中。但是，这并不意味着咽反射一旦发生就应从口腔中去除义齿。相反，无论患者如何努力坚持不懈，立即摘除都会使咽反射永久存在。基本的原理是为患者提供工具，帮助他们克服佩戴义齿产生的焦虑。

一个简易的初印模，上有印模料（坚固且清洁）可以让患者带回家，用作适应性托盘。它必须有一个手柄并完全延伸（图46）。患者应每天在平静而无压力的环境中定期训练。他们应尝试通过放松的、匀速的呼吸来尽可能长时间地保持口内印模。当他们开始作呕时，应保持镇静，专注于呼吸。每次出现不适时都不应去除印模，患者必须自己控制。通过这种方法，即使在完成新义齿修复之前，患者通常也能够忍受必要的临床过程。丙烯酸树脂适应板或一系列适应板均可以采用类似的方法，但是，以作者的经验，仅仅提供全牙列印模，全面覆盖义齿的承载区和前庭沟，是更容易、更有效的方法。

有时，无法治疗患者的病理反射，因此必要时可能考虑使用针灸，或将患者（通过其全科医生）转诊给临床心理学家等其他辅助方法。以作者的经验，这些方法仅适用于少数患者。大部分患者应当以镇定与自信的方式来处理，并给他们足够的空间和机会去自己适应全覆盖的义齿。

舌体伸展和唇动度

舌体或下唇的侧向伸展或过度活动可能都难以控制。在这些情况下，重要的是要向患者解释正在发生的事情以及他们如何去尝试和提供帮助。像任何肌肉一样，如果不连续使用，舌体也会失去音调。当下不经常佩戴下颌义齿的患者需要重新适应环境，这通常需要做一些家庭工作。可以让患者进行一系列简单的练习，使他们重新获得肌肉的意识和控制力。这些方法如下，应首先向患者示范，并建议在镜子前进行练习：

- 在保持舌体放松的同时，使拇指沿着上牙槽嵴从一侧结节滑到另一侧结节。同时不要让舌体碰到拇指，尤其是在后部。
- 沿着下牙槽嵴滑动食指，同时舌体尽可能向后滑动并远离食指。
- 自觉放松下唇，以食指触碰牙槽嵴顶前部。
- 仔细观察镜子中的舌体，在休息时不要让它从口内伸出或越过下唇的唇红缘。

语言问题

假设切牙的咬合关系或腭部轮廓没有显著变化，大多数患者的言语功能将很快适应新义齿。尽管如此，这可能需要长达9个月的时间，在某些情况下甚至可能更长。语言的改变可能会引起患者极大的关注，这又需要一种富有同情心和系统的解决方法。作者倾向于在设计阶段设定足够的修复空间（第23章），这样可以避免后续的问题。有证据表明，首先应鼓励患者每天至少朗读1小时。这可以改善语音和咀嚼功能。

但是，有时患者会更担心语音的细微变化。通常，这和舌体如何与腭部义齿基托相互作用有关，可以通过在腭部抛光的表面上涂抹压力指示剂来检查。舌体接触范围将直接可见，外观应与图46中的样式基本一致。可以在现有义齿上添加流体蜡进行诊断，以改变与舌体的关系。后期技师可以翻制该外形轮廓。

转诊程序

附录3详细介绍了转诊信中应包含哪些信息。

第47章 治疗程序小结

Summary of procedural stages

James Field

描述牙齿的位置，并记录咬合关系

- 检查诊断蜡型。
  - 固位和就位
  - 使用恒基板通常会更容易
  - 对暂基托所做的任何更改都将在最终处理期间消失
- 修改上缘的唇部支撑和切牙水平与上颌缘的关系。
  - Alma测量尺与旧义齿进行比较
  - 福克斯（Fox）的平面指南，用于评估切牙平面和鼻翼耳屏面
  - 削减腭侧蜡型，为舌体活动留出空间
- 标出中线、尖牙线和微笑线。
  - 确定中线的参考点
  - 尖牙牙尖与鼻翼的连线和眼角内眦一致
- 检查颊廊。
  - 大笑时颊廊2～3mm
  - 使用热板将蜡型斜切以创造空间
- 调整下缘使其与上缘咬合均匀。
  - 不必担心咬合垂直距离
  - 首先获得均匀的咬合接触
  - 使用蜡板确保咬合平面平坦
- 修改下缘以最大限度地提高稳定和发音。
  - 考虑中性区
  - 削减舌侧多余的蜡，以留出舌体的活动空间
  - 检查语音空间
- 调整咬合的垂直距离。
  - 依据发音空间和外观
  - 吹口哨的声音提示空间不足
  - 空心声音提示空间过大
- 重新确认在闭口后退位均匀接触。
  - 注意识别并避免基托末端接触
- 颊部检查并标记，并在两侧削成相对的缺口。
  - 向下制作延伸至义齿基托的深方形缺口
- 被动闭口并用硅橡胶记录。
  - 轻轻将患者保持在牙尖交错位，同时将硅橡胶准确注射到相对的缺口中
- 检查基板根部冲突。
  - 如果有，请调整并重新设计
- 拆卸后检查可重复性。
  - 消毒前拆卸并重新组装
- 选择模型和比色。
- 如果需要，以藻酸盐形式复制旧的牙齿设置或排列。
- 认真编写技工单并打包、消毒咬合记录。

局部义齿设计

- 确保准确和同期进行牙周评估。
  - 至少6个牙周袋位点图表或牙周基本检查表
  - 菌斑和出血分数
  - 动度评分
  - 基牙的X线片
- 获得准确的研究模型。
  - 适度延伸的托盘
  - 复杂区域的提前负载
  - 确保印模材料由托盘支撑
- 准确转移𬌗架。
  - 在无法与三点接触的地方使用咬合记录块
  - 与技师详细说明预期的牙齿接触
- 研究每个模型，并记录：
  - 骨性倒凹
  - 死腔
  - 导平面
  - 无法支撑义齿的基牙
  - 预后不良和即将脱落的牙齿
- 预期的基托范围。
  - 确保完整的牙槽嵴覆盖
  - 基托并不一定预示着要替换的牙齿
- 支托。
  - 每个支托连接处均提供咬合支撑
  - 考虑牙齿是否可以沿轴向支撑支托
  - 经常需要预备牙齿
  - 检查𬌗架上的咬合空间
  - 允许功能性移动
  - 考虑嵌体或肩台附件
- 卡环。
  - 直接固定体
  - 必须伴随𬌗支托
  - 不对称且前后不一致的卡环轴线
  - 卡环组件如何连接到大连接体，以及设计的坚固性

- 间接固位。
  - 使支撑或基托“元素”远离卡环轴线，以防止翘动
- 支撑。
  - 将大连接体延伸到牙槽嵴和上腭顶部
  - 近中基托
- 往复运动。
  - 带有往复臂、圈形卡环或大连接体本身的往复式锁臂
  - 各种附件如何连接在一起
  - 设计的强度
- 大连接体。
  - 考虑刚性，可清洁性，黏膜覆盖，支撑，内聚/黏附
  - 确保连接体和设计尽可能简单
- 导线。
  - 在测量线上标记天然牙的就位道和预期的就位道（如果不同）
  - 倾斜模型以减少倒凹区并充分利用导平面
  - 如果需要倒凹，请考虑使用流动树脂来增加基牙倒凹
  - 如果需要准备支托凹或其他支撑元件，可以考虑更换现有的牙冠
- 将设计（包括预期的就位道）清楚地传达给技工室。

局部义齿的准备

- 患者评估（附录2）。
  - 包括对患者期望值的讨论
- 获得准确的研究模型。
  - 托盘适度延伸
  - 复杂区域的提前负载
  - 确保印膜材料由托盘支撑
- 准确咬合。
  - 在无法与三点接触的地方使用咬合记录块
- 义齿设计。
  - 对于塑料基托的义齿仍然很重要
  - 定义就位道
  - 必要的位置设置铸造元件
- 获得个性化托盘。
  - 规定要使用的印模材料
  - 如果需要，设定组织止点
- 牙齿调整。
  - 必要时调整
  - 支托就位
  - 导平面
  - 放置或更换冠外义齿
- 功能印模。
  - 确保适度地调整托盘
  - 不要溢出托盘
  - 确保印模功能性边缘塑形后完全就位
- 支架试戴。
  - 检查设计
  - 检查就位道
  - 仅有支托时可以完全就位
  - 检查咬合
- 记录咬合关系并设计牙齿位置。
  - 保持现有的天然牙接触
  - 或者选择一个新的咬合垂直距离
  - 记录被动的就位关系
  - 记录模型和比色
- 试戴。
  - 检查密合性和稳定
  - 检查咬合
  - 检查美学和发音
- 佩戴完成。
- 复查。

全口义齿的准备

- 患者评估（附录1）。
  - 包括对患者期望的分析
- 获得准确的初印模。
  - 确保覆盖义齿的整个区域
  - 如果正确或易于延伸，用印模膏复制义齿
- 获取个性化托盘。
  - 定义要使用的印模材料
  - 必要时设定组织止点
- 功能印模。
  - 确保托盘充分调整
  - 不要溢出托盘
  - 确保功能性印模边缘整塑后完全就位
- 记录咬合关系并规定牙齿位置。
  - 上颌考虑美学
  - 下颌考虑稳定
  - 被动记录咬合关系
  - 检查基托末端接触
  - 记录比色和模型
- 试戴。
  - 检查适合性和稳定
  - 检查咬合
  - 检查美学和发音
- 佩戴完成。
- 复查。

调改复制义齿的准备

- 患者评估（附录1）。
  - 讨论患者的期望
  - 确认义齿的延伸足够正确
- 获得准确的翻制义齿。
  - 使用金属型盒
  - 确保复制义齿没有大的空泡和其他缺陷
- 记录下颌关系并确定牙齿位置。
  - 义齿应基本正确
  - 检查上颌是否美观
  - 检查下颌是否稳定
  - 被动记录咬合关系
  - 检查基托末端接触
  - 记录比色
- 试戴。
  - 检查适合和稳定
  - 检查咬合
  - 检查美学和发音
  - 从树脂基托的组织面内清除倒凹
  - 功能印模：闭口，一次完成
  - 不要溢出托盘
  - 功能性边缘整塑
- 佩戴完成。
- 复查。

种植支持式下颌覆盖义齿

- 患者评估（附录1）。
  - 讨论患者的期望
  - 确定附件系统
  - 确定基台高度
  - 订购必要的组件
- 获得准确的初印模。
  - 确保完全覆盖义齿承载区域
- 获取特殊托盘。
  - 特定的开窗和闭窗式托盘
  - 如果托盘是封闭的，请确保技工室在预定的种植体基台上设计
  - 确定要使用的印模材料
  - 必要时设置组织止点
- 功能印模。
  - 确保适当托盘
  - 固定基台和印模帽
  - 使用准确的硅橡胶或聚醚材料
  - 确保使用功能性边缘整塑的完全就位
  - 技工室利用有印模帽的印模翻制代型
  - 制作恒基板
- 记录下颌关系并确定牙齿位置。
  - 上颌考虑美学
  - 下颌考虑稳定（种植体提供支持和稳定）
  - 被动记录关系
  - 检查基托末端接触
  - 记录比色和模型
- 试戴。
  - 检查适合和稳定
  - 检查咬合
  - 检查美学和发音
- 佩戴完成。
  - 必要时使用种植体附件
  - 确保患者可以自行摘戴
  - 讨论和维护种植体的健康
- 复查。

附录 Appendices

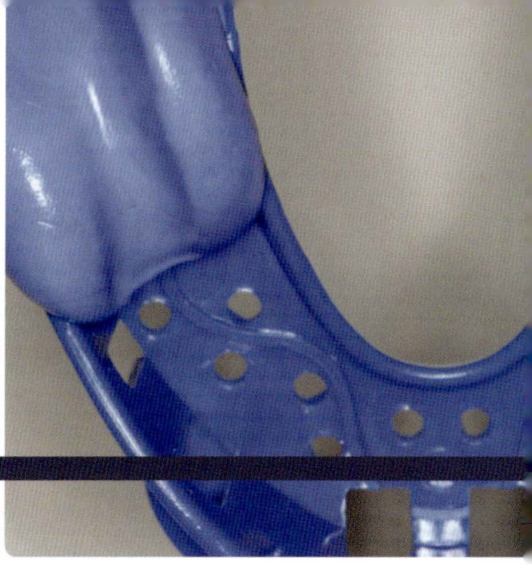

附录1：全口义齿评估表

附录1a

口腔修复科全口义齿临床评估表

患者标签
张贴处

临床医生 ______________ 日期 ________

☐ 病史检查　☐ 并发症
☐ 性别　☐ 年龄

为什么患者要换新的假牙？

☐ 上颌假牙松动　☐ 休息的时候　☐ 饮食的时候
☐ 下颌假牙松动　☐ 休息的时候　☐ 饮食的时候
☐ 义齿疼痛　☐ 上颌　☐ 下颌
☐ 咀嚼困难　☐ 最近比较严重
☐ 发音困难　☐ 最近比较严重
☐ 恶心　☐ 休息的时候　☐ 咀嚼的时候　☐ 说话的时候
☐ 无法耐受　☐ 即刻（5秒之内）
☐ 义齿破损　☐ 局部　☐ 广泛
☐ 不美观 ______________

其他信息

☐ 丙烯酸树脂
☐ 钴铬合金
☐ 义齿年限（年）
☐ 无牙颌总年数
☐ 总义齿数

口腔外的检查　左侧（L）　右侧（R）　或　双侧（B）　无阳性结果 ☐

☐ 颞下颌关节　☐ 弹响　☐ 疼痛　☐ 铰锁　☐ 肿胀
☐ 可接触点
☐ 肌肉疼痛　☐ 咬肌　☐ 颞肌　☐ 胸锁乳突肌　☐ 其他 ______________
☐ 腺体　☐ 目前患有已知的系统性疾病

临床检查

口内评估　☐ 好　☐ 受限 ______________
舌头　☐ 正常　☐ 偏侧运动　☐ 多动
恶心反射　☐ 舌　☐ 腭
溃疡　☐ ______________
念珠菌　☐
角化　☐
口干　☐
骨性结构　☐　☐ 下颌舌侧　☐ 其他 ______________
残留牙根　☐ 完好　☐ 龋坏
可疑病变　☐

其他信息

舌　口底
龈沟　腭部

附录 1b

牙槽嵴评估

上颌牙槽嵴	☐ 形态良好	☐ 萎缩性	☐ 圆形	☐ 低平	☐ 刀刃状	☐ 纤维性	☐ 倒凹
下颌牙槽嵴	☐ 形态良好	☐ 萎缩状	☐ 圆形	☐ 低平	☐ 刀刃状	☐ 纤维性	
上唇系带	☐ 低/缺失	☐ 高					
下唇系带	☐ 低/缺失	☐ 高					

上颌稳定和固位

稳定	☐ 好	☐ 一般	☐ 差
固位	☐ 好	☐ 一般	☐ 差

下颌稳定和固位

稳定	☐ 好	☐ 一般	☐ 差
固位	☐ 好	☐ 一般	☐ 差

上颌义齿扩展

唇侧	☐ 正常	☐ 下方	☐ 覆盖
颊侧	☐ 正常	☐ 下方	☐ 覆盖
后端	☐ 正常	☐ 下方	☐ 覆盖
上颌结节	☐ 正常	☐ 下方	☐ 覆盖

下颌义齿扩展

唇侧	☐ 正常	☐ 下方	☐ 上方
颊侧	☐ 正常	☐ 下方	☐ 上方
磨牙区	☐ 正常	☐ 下方	☐ 上方
舌侧	☐ 正常	☐ 下方	☐ 上方

美学

可接受的	☐ 是	☐ 否	
唇部支持	☐ 好	☐ 多	☐ 少
切牙平面	☐ 正确	☐ 不正确	
颊间隙	☐ 存在	☐ 缺失	
形态/色泽	☐ 可接受	☐ 改变	

咬合

重接触	☐ 否	☐ 是 ________
稳定的牙尖交错位（ICP）	☐ 是	☐ 否
ICP=RAC	☐ 是	☐ 否
息止𬌗间隙	☐ mm	
发音间隙	☐ 充足	☐ 受限

特别检查和其他资料:

诊断:

交流

阐述计划	☐	
患者的期望	☐ 合理	☐ 高
成功的预测	☐ 谨慎	☐ 好

治疗计划相关:

印模方面:

咬合方面:

美学:

技术建议

中性区	☐
黏膜受压	☐
黏膜静止	☐

设计者: ______________________ 时间: ______________

附录2：修复评估表

附录2a

口腔修复成人评估表

姓名 ______________________ 日期 ____________

☐ 病史检查　　性别：　　年龄：

患者标签
张贴处

相关病史：

牙科治疗史

最后一次治疗：____________　☐ 偶尔的

☐ 定期治疗　☐ 过去较差的经历

☐ 紧张/焦虑　☐ 目前仍疼痛

主诉、相关病史和疼痛史（SOCRATES）：

既往主诉和相关病史：

患者对治疗结果的期望：

其他有关的牙科既往史：

社会背景

职业 ____________________________________

☐ 社会障碍　☐ 工作　☐ 家属　☐ 其他 ____________________

☐ 吸烟　☐ 过去　☐ 目前　_____ 数量/天　☐ SCA提供　☐ 转诊患者

☐ 酗酒　☐ 单位/周 和类型 ____________________

☐ 服用毒品

目前的预防措施

☐ 刷牙　☐ 手动　☐ 电动　☐ 超声 __________ 一年几次

☐ 牙间　☐ 牙线　☐ 牙缝刷　☐ 牙线棒　☐ 其他 __________　☐ 定期的

☐ 漱口水　☐ 氟化物　☐ 氯己定　☐ 其他 __________

☐ 牙膏　☐ 氟化物　☐ 抗敏感　☐ 美白

☐ 洁治　☐ 定期　☐ 龈上　☐ 局麻后，深部

附录2b

饮食（如果可以，记录每天的频率）

- ☐ 热饮　☐ 茶/咖啡　☐ 牛奶　☐ 糖
- ☐ 冷饮　☐ 果汁　☐ 运动型饮料　☐ 气泡水
- ☐ 糖果/薄荷糖　☐ 糖　☐ 无糖
- ☐ 零食　☐ 水果　☐ 碳水化合物

其他信息:

口外检查阳性结果　左侧（L）右侧（R）或双侧（B）

没有位置 ☐

- ☐ 关节　☐ 弹响　☐ 疼痛　☐ 受限　☐ 捻发音
- ☐ 明显的隆起
- ☐ 肌肉疼痛　☐ 咬肌　☐ 颞肌　☐ 胸锁乳突肌　☐ 其他 ______________
- ☐ 腺体　☐ 目前患有已知的全身疾病

口内检查阳性结果

无阳性结果 ☐

- ☐ 上腭
- ☐ 龈沟
- ☐ 前庭
- ☐ 舌部
- ☐ 嘴唇
- ☐ 咽喉
- ☐ 牙龈

来自口内外检查的相关信息:

未达标的口腔保健 ☐

初期牙齿、牙周及牙龈检查

松动度																
TSL（S&K）																
上颌																
	UR8 LR8	7	6	5	4	3	2	1	1	2	3	4	5	6	7	UL8 LL8
下颌																
TSL（S&K）																
松动度																

图表的标识图:

C　冠	V　贴面	●　修复体	PE　部分萌出
R　残根	#　牙折	○　龋齿	FS　隐裂封闭
P　桥体	-　缺失	◉　继发龋	

基本的牙周检查:

其他信息:

附录2c

基本咬合评估

牙尖交错殆 ☐ 稳定 ☐ 不稳定　　如果 RCP ≠ ICP,请注意 CRCP 的接触方式:

咬合垂直关系 ☐ 正常 ☐ 减小

TSL ☐ 正常 ☐ 病理性的 ☐ 存在敏感性 ☐ 需要饮食和行为分析

磨牙症 ☐ 面状 ☐ 隆起/扇形 ☐ 隐裂线

P/– ☐ 树脂基托 ☐ 钴铬合金 ☐ 固位差/不稳定 ☐ 磨损 ☐ 口腔卫生差 ______ 年龄 (年)

–/P ☐ 树脂基托 ☐ 钴铬合金 ☐ 固位差/不稳定 ☐ 磨损 ☐ 口腔卫生差 ______ 年龄 (年)

☐ 需要进一步评估义齿

特殊测试和调查

影像学评估

请提供一份影像学总结，如有必要，在医疗记录中进一步报告 __/__/__

所获的记录：

最后一次咬合翼片的日期：

RF　根管充填
PAR　根尖透射影像
W　增宽的牙周膜间隙

根周影像与根管充填情况

骨含量 (%)

牙冠影像																
	UR8	7	6	5	4	3	2	UR1	UL1	2	3	4	5	6	7	UL8
	LR8	7	6	5	4	3	2	LR1	LL1	2	3	4	5	6	7	LL8

骨含量 (%)

根周影像与根管充填情况

结果的描述:

其他特殊测试的结果:

更多记录:

附录 2d

	诊断：	预后	理由
1			
2			
3			
4			

风险评估

龋齿 ☐ 高 ☐ 中等 ☐ 低
例如，症状明显，饮食不良，较差的菌斑控制，无龋病史

牙周 ☐ 高 ☐ 中等 ☐ 低
例如，深牙周袋探诊出血，骨缺失，血小板控制不良，吸烟，糖尿病控制不良，无既往史

TSL ☐ 高 ☐ 中等 ☐ 低
例如，大于冠高1/3，有症状，小于冠高1/3，饮食不良，功能障碍，反流，外形没有改变

软组织 ☐ 高 ☐ 中等 ☐ 低
例如，病损需要转诊，监测病损，吸烟，酗酒，无病损

牙体牙髓 ☐ 高 ☐ 中等 ☐ 低
例如，有症状的病损，钙化的根管，无症状病损，简单根管，无病损

治疗计划

预防和稳定：

口腔卫生指数 +/–最终计划前总的指数评估 ☐

参见补充的六位点探诊牙周袋表和菌斑及出血评分表 ☐

有效的干预措施：

择期修复：

向患者解释每种计划的风险和好处 ☐

患者参与讨论 ☐

维护计划：

包括返回计划在内的其他细节：

向患者解释计划 ☐

提供治疗计划总结 ☐

姓名：________________ 日期：________________

设计者：________________

附录3：转诊信

大多数医院的修复牙科部门每周都会收到数百封转诊信。其中许多都是用适当的方式编写的，但最好确保遵循以下建议，以便对转诊信进行适当的评分。

值得注意的是，使用团队方法对转诊信进行评分和排序是一种很好的做法。在资源允许的一些较大的中心，这种情况已经发生。撰写不当的推荐、不遵循当地协议或指南的推荐，通常会被退还、修改，甚至被拒绝。

- 确保使用的是最新的转诊模板或信函。
- 确保清楚地完成了模板的所有方面。
- 详细说明为什么要转诊，以及为什么该治疗方法不适用于初级保健牙科。
- 详细信息（如果仅用于治疗计划，仅是意见或用于提供治疗）。
- 提供足够的支持信息，以便评分顾问可以做出决定。支持信息包括：
  - 绘画图
  - 至少要进行基本的牙周检查
  - 其他相关指标，如活动性评分、菌斑评分、特殊测试结果
  - 相关的X线照片
  - 迄今为止提供的治疗细节和结果
- 对于全口或局部义齿，请提供详细的义齿设计，用于构造的材料以及用于进行印模的材料。
- 如果患者在提供治疗后报告有问题，请具体说明他们的病情以及如何首先进行调查。
- 确保患者清楚了解转诊的原因和所涉及的时间范围。

附录4：局部义齿设计单

局部义齿设计单	
患者姓名	
出生日期	
患者签字	
日期	

设计清单

- 基托 ☐
- 支托 ☐
- 卡环 ☐
- 间接固位 ☐
- 卡抱 ☐
- 往复运动 ☐
- 连接体设计 ☐

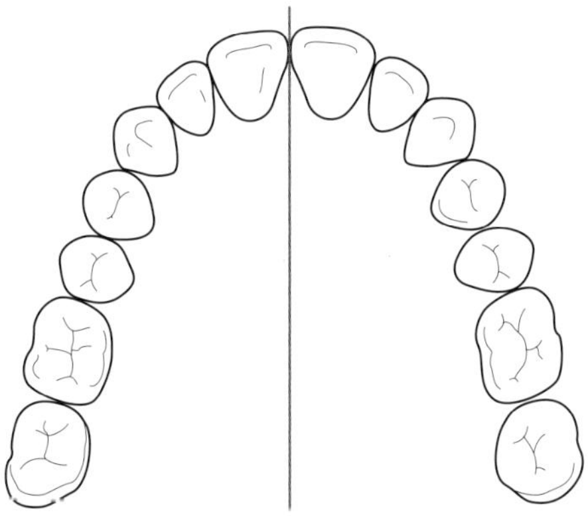

上颌义齿设计细节

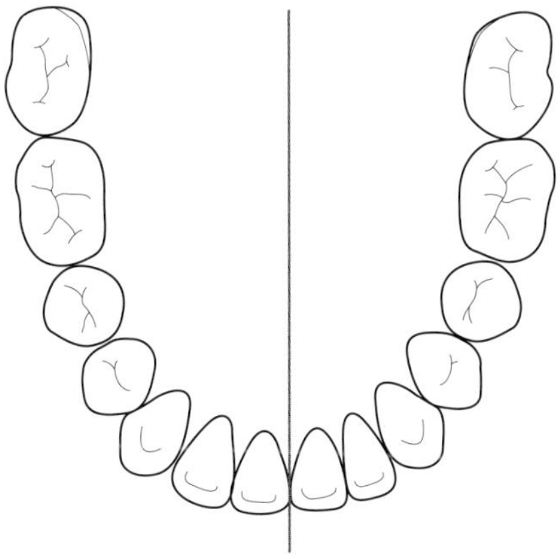

下颌义齿设计细节

与技师讨论设计的记录

推荐和补充阅读

与牙科和更广泛的医学专业中的其他学科相比，可摘修复技术的证据基础相对较差。这主要是因为大多数临床阶段涉及材料的操纵性和应用性，与患者和更广泛的团队的沟通以及使用专业设备。这些都是特定操作员的技能，因此，临床医生可以说是最关键且不可控制的混杂因素。

建议是确保充分了解可能的牙齿修复工具与技术，并为自己提供足够的机会进行各种材料的测试和操作及方法。选择适合自己的材料和技术，以确保获得最佳效果。

提供以下推荐和补充阅读，以便可以阅读每个主题，以加深理解。这绝不是空谈。此外，本书不是参考书，因此，进一步接触和探索支持性文献很重要。有关部分修复和完全修复的经典修复牙齿文献已有50多年的历史，并且许多很难获得。因此，在全面阅读这些文章之后，主要选择了能提供合理的实践和临床建议且相对容易获得的期刊文章。

常规读物	Allen, PF & McCarthy, S (2003) *Complete Dentures – From Planning to Problem Solving*, New Malden: Quintessence.
	Allen, PF (2002) *Teeth for Life for Older Adults*, New Malden: Quintessence.
	Basker, RM, Davenport, JC & Thomason JM (2011) *Prosthetic Treatment of the Edentulous Patient*, 5th edn, Oxford: Wiley-Blackwell.
	Carlsson, GE (2006) Facts and fallacies: an evidence base for complete dentures, *Dental Update* 33(3): 134–142. doi: 10.12968/denu.2006.33.3.134
	Critchlow, SB, Ellis, JS & Field JC (2012) Reducing the risk of failure in complete denture patients, *Dental Update* 39(6): 427–436. doi: 10.12968/denu.2012.39.6.427
	Davenport, JC, Basker, RM, Heath, JR, Ralph, JP & Glantz, PO (2000) *A Clinical Guide to Removable Partial Dentures*, London: British Dental Journal Books.
	Davenport, JC, Basker, RM, Heath, JR, Ralph, JP, Glantz, PO & Hammond P (2000) *A Clinical Guide to Removable Partial Denture Design*, London: British Dental Journal Books.
	Jepson, NJA (2004) *Removable Partial Dentures*, New Malden: Quintessence.
	Lynch, CD (2019) Successful removeable partial dentures, *Dental Update* 39(2): 118. https://www.dental-update.co.uk/articleMatchListArticle.asp?aKey=943
	McCord, JF & Grant, AA (2000) *A Clinical Guide to Complete Denture Prosthetics*, London: British Dental Journal Books.
术者体位及操作性	Breslin, M & Cook, S (2015) No turning back: posture in dental practice, *BDJ Team* 2: 15164. doi: 10.1038/bdjteam.2015.164.
	Pîrvu, C, Pătrașcu, I, Pîrvu, D & Ionescu, C. (2014) The dentist's operating posture – ergonomic aspects, *Journal of Medicine and Life* 7(2):177–182.

修复前评估与治疗

Cawood, JI & Howell, RA (1988) A classification of the edentulous jaws, *International Journal of Oral and Maxillofacial Surgery*17(4): 232–236. doi: 10.1016/s0901-5027(88)80047-x.

Chapple, ILC & Gilbert, AD (2003) *Understanding Periodontal Diseases: Assessment and Diagnostic Procedures in Practice*, New Malden: Quintessence.

Devlin, H (2001) Integrating posterior crowns with partial dentures, *British Dental Journal* 191: 120–123. doi: 10.1038/sj.bdj.4801115a.

Heasman, PA, Preshaw, PM & Robertson, P (2004) *Successful periodontal therapy: a non-surgical approach*, New Malden: Quintessence.

Ismail, AI, Sohn, W, Tellez, M, Amaya, A, Sen, A, Hasson, H & Pitts, NB (2007) The International Caries Detection and Assessment System (ICDAS): an integrated system for measuring dental caries, *Community Dentistry and Oral Epidemiololgy* 35(3): 170–178. doi: 10.1111/j.1600-0528.2007.00347.x.

International Caries Classification and Management System (ICCMS).https://www.iccms-web.com/

McGarry, TJ, Nimmo A, Skiba, JF Ahlstrom, RH, Smith, CR & Koumjian, JH (1999) Classification system for complete edentulism, *Journal of Prosthodontics* 8(1): 27–39. doi: 10.1111/j.1532-849X.1999.tb00005.x.

取印模

Besford, JN & Sutton, AF (2018) Aesthetic possibilities in removable prosthodontics. Part 2: start with the face not the teeth when rehearsing lip support and tooth positions, *British Dental Journal* 224: 141–148. doi: 10.1038/sj.bdj.2018.76.

Field, JC (2016) First impressions count: how to take a primary impression, *Dental Nursing* (12)3. doi: 10.12968/denn.2016.12.2.72.

McCullagh, A, Sweet, C & Ashley, M (2005) Making a good impression, *Dental Update* 32(3): 169–170. doi: 10.12968/denu.2005.32.3.169.

Turner, JW, Moazzez, R & Banerjee, A (2012) First impressions count, *Dental Update* 39(7): 455–458. doi: 10.12968/denu.2012.39.7.455.

纤维化条状嵴控制与中性区

Allen, PF (2005) Management of the flabby ridge in complete denture construction, *Dental Update* 32(9): 524–526. doi: 10.12968/denu.2005.32.9.524.

Clarke, P (2016) Managing the unstable mandibular complete denture – tooth placement and the polished surface, *Dental Update* 43(7): 660–662. doi: 10.12968/denu.2016.43.7.660.

Imran, H (2018) Five steps to flabby ridge success, *British Dental Journal* 225: 597–599. doi: 10.1038/sj.bdj.2018.812

Lynch, CD & Allen, PF (2006) Management of the flabby ridge: using contemporary materials to solve an old problem, *British Dental Journal* 200: 258–261. doi: 10.1038/sj.bdj.4813306.

Lynch, CD & Allen, PF (2006) Overcoming the unstable mandibular complete denture: the neutral zone impression technique. *Dental Update* 33(1): 21–26. doi: 10.12968/denu.2006.33.1.21.

记录上下颌关系与义齿美学

Besford, JS & Sutton, AF (2018) Aesthetic possibilities in removable prosthodontics. Part 3: Photometric tooth selection, tooth setting, try-in, fitting, reviewing and trouble-shooting, *British Dental Journal* 224: 491–506. doi: 10.1038/sj.bdj.2018.222.

Bishop, M & Johnson, T (2015) Complete dentures: designing occlusal registration blocks to save clinical time and improve accuracy, *Dental Update* 42(3): 275–278. 10.12968/denu.2015.42.3.275.

McCord, JF & Grant, AA (2000) Registration: Stage III – intermaxillary relations. *British Dental Journal*, 188(11): 601–606. doi: 10.1038/sj.bdj.4800549.

复制旧义齿的特征

Beddis, HP & Morrow, LE (2013) Technique tips – greenstick modification of dentures prior to the replica technique, *Dental Update* 40(8): 688. doi: 10.12968/denu.2013.40.8.688.

Jablonski, RY, Patel, J & Morrow, LA (2018) Complete dentures: an update on clinical assessment and management: part 2, *Brtish Dental Journal* 225: 933–939. doi: 10.1038/sj.bdj.2018.1023.

Soo, S & Cheng AC (2014) Complete denture copy technique – a practical application, *Singapore Dental Journal* 35(12): 65–70. doi: 10.1016/j.sdj.2013.12.001.

局部义齿设计	Bhola, S, Hellyer, PH & Radford, DR (2018) The importance of communication in the construction of partial dentures, *British Dental Journal* 224: 853–856. doi: 10.1038/sj.bdj.2018.431. McCord, J, Grey, NJA, Winstanley, RB & Johnson A (2002) A clinical overview of removable prostheses: 3. Principles for removable partial dentures, *Dental Update* 29(10): 474–481. doi: 10.12968/denu.2002.29.10.474. Stilwell, C (2010) Revisiting the principles of partial denture design, *Dental Update* 37(10):682–684. doi: 10.12968/denu.2010.37.10.682 Walmsley, AD (2003) Acrylic partial dentures, *Dental Update* 30(8): 424–429. doi: 10.12968/denu.2003.30.8.424
精密附着体：固定-可摘的界面	Thomas, MBM, Williams, G & Addy, LD (2014) Precision attachments in partial removable prosthodontics: an update for the practitioner Part 2, *Dental Update* 41(9): 785. Williams, G, Thomas, MBM & Addy, LD (2014) Precision attachments in partial removable prosthodontics: an update for the practitioner Part 1, *Dental Update* 41(8): 725.
义齿RPI系统的设计	Krol, AJ (1973) RPI (REST, Proximal Plate, I Bar) clasp retainer and its modifications, *Dental Clinical of North America* 17(4): 631–649. Sayed, M & Jain, S (2019) Comparison between altered cast impression and conventional single-impression techniques for distal extension removable dental prostheses: a systematic review, *International Journal of Prosthodontics* 32(3): 265–271. doi: 10.11607/ijp.6198 Shifman, A & Ben-Ur, Z (2000) The mandibular first premolar as an abutment for distal-extension removable partial dentures: a modified clasp assembly design, *British Dental Journal* 188: 246–248. doi: 10.1038/sj.bdj.4800443.
悬锁义齿	Alani, A, Maglad, A & Nohl, F (2010) The prosthetic management of gingival aesthetics, *British Dental Journal* 210(2): 63–69. https://www.nature.com/articles/sj.bdj.2011.2 Lynch, CD & Allen, PF (2004) The swing-lock denture: its use in conventional removable partial denture prosthodontics, *Dental Update* 31(9): 506–508. doi: 10.12968/denu.2004.31.9.506.
牙龈饰面	Alani, A, Maglad, A & Nohl, F (2010) The prosthetic management of gingival aesthetics, *British Dental Journal* 210(2): 63–69. https://www.nature.com/articles/sj.bdj.2011.2 Hickey, B & Jauhar, S (2009) Gingival veneers, *Dental Update* 36(7): 422–424. doi: 10.12968/denu.2009.36.7.422.
即刻与训练义齿	Ali, R, Altaie, A & Morrow, L (2015) Prosthetic rehabilitation of the gagging patient using acrylic training plates, *Dental Update* 42(1): 52–58. doi: 10.12968/denu.2015.42.1.52. Jogezai, U, Laverty, D & Walmsley AD (2018) Immediate dentures Part 1: assessment and treatment planning, *Dental Update* 45(7): 617.Jogezai, U, Laverty, D & Walmsley AD (2018) Immediate dentures Part 2: denture construction, *Dental Update* 45(8): 720.
咬合板	Adel Moufti, M, Lilico, JT & Wassell, RW (2007) How to make a well-fitting stabilization splint, *Dental Update* 34(7): 398–408. doi: 10.12968/denu.2007.34.7.398. Longridge, NN & Milosevic, A (2017) The bilaminar (dual-laminate) protective night guard, *Dental Update* 44(7): 648–654. Wassell, RW, Verhees, L, Lawrence, K, Davies, S & Lobbezoo, F (2014) Over-the-counter (OTC) bruxism splints available on the Internet, British Dental Journal 216: E24. doi: 10.1038/sj.bdj.2014.452.
种植体与种植支持式覆盖义齿	Laverty, D, Green, D, Marrison, D, Addy, L & Thomas, MBM (2017) Implant retention systems for implant-retained overdentures, *British Dental Journal* 222: 347–359. doi: 10.1038/sj.bdj.2017.215. Vere, J, Bhakta, S & Patel, R (2012) Implant-retained overdentures: a review, *Dental Update* 39(5): 370–375. doi: 10.12968/denu.2012.39.5.370.
修复上颌骨缺损的原则	Ali, R, Altaie, A & Nattress, B (2015) Rehabilitation of oncology patients with hard palate defects Part 2: principles of obturator design, *Dental Update* 42(5): 428–434. doi: 10.12968/denu.2015.42.5.428. Blair, FM & Hunter, NR (1998) The hollow box maxillary obturator, *British Dental Journal* 184: 484–487. doi: 10.1038/sj.bdj.4809669.

维持良好的口腔卫生	Laing, E, Ashley, P, Gill, D & Naini, F (2008) An update on oral hygiene products and techniques, *Dental Update* 35(4): 270–279. doi: 10.12968/denu.2008.35.4.270. Newton JT & Asimakopoulou K. (2015) Managing oral hygiene as a risk factor for periodontal disease: a systematic review of psychological approaches to behaviour change for improved plaque control in periodontal management. *Journal of Clinical Periodontology* 42: S36–46. doi: 10.1111/jcpe.12356. Ower, P (2018) Improving uptake of oral hygiene instructions, *Dental Update* 45(9): 893.
咽反射与其他困难	Ali, R, Altaie, A & Morrow, L (2015) Prosthetic rehabilitation of the gagging patient using acrylic training plates, *Dental Update* 42(1): 52–58. doi: 10.12968/denu.2015.42.1.52. Friel, T (2014) The 'anatomically difficult' denture case, *Dental Update* 41(6): 506–512. doi: 10.12968/denu.2014.41.6.506. Jablonski, R, Patel, J. & Morrow, L (2018) Complete dentures: an update on clinical assessment and management: part 2. *British Dental Journal* 225: 933–939. doi:10.1038/sj.bdj.2018.1023.
咬合与咬合垂直距离	Abduo, J & Lyons, K (2012) Clinical considerations for increasing occlusal vertical dimension: a review. *Australian Dental Journal* 57(1), 2–10. doi: 10.1111/j.1834-7819.2011.01640.x. Davies, SJ, Gray, RMJ & McCord, JF (2001) Good occlusal practice in removable prosthodontics, *British Dental Journal* 191(9): 491–502. doi: 10.1038/sj.bdj.4801215a. Jagger, R (2016) Occlusion and removable prosthodontics. In: *Functional Occlusion in Restorative Dentistry and Prosthodontics*, Maryland Heights: Mosby, pp. 225–233, doi.org/10.1016/B978-0-7234-3809-0.00018-8. Wilson, PHR & Banerjee, A (2004) Recording the retruded contact position: a review of clinical techniques, *British Dental Journal* 196(7): 395–402. doi: 10.1038/sj.bdj.4811130.